補充特定營養素的
全植物
蔬食料理

60道豐盛蔬食，
為你打造營養均衡的美味餐桌

台灣素食營養學會營養師 高韻均
QUISINE菓芯蔬食餐酒館創辦人 蕭煜達 合著

吃出美味、健康與環保

　　非常感恩有機會能在本書出版之前，就能先「嘗」為快，仔仔細細品味每一道精心設計的素食佳餚。這幾年忝為台灣素食營養學會理事長，協助推廣植物性飲食對健康及環境的好處，總會碰到很多對素食飲食有疑慮的醫療相關專業同仁或是一般民眾，提出不同問題，舉其犖犖大者，不外乎對某些疾病是否有害，例如痛風、乳癌等；或是營養素會不足，但其中一個大家暗暗覺得很重要，但又不願意很明明白白地講出來的，就是素食料理比起一般料理，不那麼好吃。

　　這幾年，有機會參加或主辦一些國內外會議，只要是由我們主辦，一定全程招待素食餐點。很多與會者在會後給我們的回饋，就是他們不知道素食可以做得這麼好吃，也有為數不少的國際會議，例如「星球健康」（Planetary Health），第四屆及第五屆「亞洲綠色醫院」（Green Hospital Asia）國際研討會，全程提供美味的全植物性飲食。有一個名為「支持純素」（ProVeg）的非營利國際組織，在其揭櫫的宗旨就提到——支持純素就是：支持健康（Pro Health）、支持動物權（Pro Animal）、支持環境（Pro Environment）、支持正義（Pro Justice）。這四個大家或許都可以想得到，但它的第五個支持是——支持美味（Pro Taste），可見得一本美味的純素食譜的重要性。

　　本書的兩位作者，一位是本身受益於植物性飲食改變人生的高韻均（Mia）營養師。她本來是音樂系的高材生，身體狀況在飲食調理之後，由在年紀輕輕 20 歲就要拿慢性病處方籤的病人，轉變成健康快樂的營養師（韻均後來就讀營養系，還沒畢業就通過營養師的國家考試）。她曾任職於台灣素食營養學會，專職於素食營養的推廣與衛教，並協助素食營養的研究。

　　另一位蕭煜達（阿Q）主廚，曾是每日需要料理數十隻雞、幾隻乳豬的葷食大廚，因著餐廳轉型的因緣，親身體會素食對身體健康的益處，現在也成為推廣素食的專業達人。

　　本書以三大營養素、維生素以及礦物質為架構，在展現圖文並茂、美味豐富的素食料理食譜前，先介紹各個營養素在身體上扮演之基本功能，佐以一般大眾甚或是專業者可能存在的迷思，對於這些長期以來的錯誤觀念，引用實證的醫學

研究，提供讀者進一步的了解。例如素食者蛋白質主要來源為黃豆，黃豆攝取與痛風發作並無的因果關係；再如大豆中所含的異黃酮，被認為不適合女性乳癌患者，但醫學實證的結果，卻是可能有保護作用；而對於素食者可能缺乏的維生素 B_{12}，書中也有詳盡的說明！

　　每道素食料理，均附有詳細作法以及所含之營養素成分，Mia 與阿 Q 並貼心地加上一些小說明，讓讀者大眾在料理時更能得心應手。要享用美味與健康的料理，本書絕對是不可錯過的參考。

　　近年來，氣候變遷導致極端氣候的頻繁發生，葷食所耗用的地球資源與產生的溫室氣體，遠高於植物性為主的飲食，一般咸認畜牧產業產生之溫室氣體，至少佔全球排放的 14% 以上，若加上間接的貢獻，有的研究統計甚至可達 50% 以上（World Watch 2009 Nov/Dec）。很感恩兩位作者出版本書，多一個人改變成為以植物性為主的飲食型態，就多一個更健康的人，多一分機會，地球也會更健康。

林名男

台灣素食營養學會理事長
大林慈濟醫院副院長

以溫暖的心，分享蔬食美味

人類研究食物與健康之間的關係所花費的時間軸，比你我能夠想像的都要長得許多。研究食物，並且落實醫食同源，這早在好久遠以前的人類就開始了，即便在醫學不斷的進步的現在，人類依舊在這條路上努力著。

食物，不僅僅只是帶給人類溫飽，我們所選擇的食物，會影響自身的健康狀態、心理狀態、以及是否能幫助我們預防疾病，或者是否能協助我們維持健康。食物的選擇，影響的不僅僅是自身，更包含了環境以及其他地球上的生靈。

由於全植物飲食並非大眾所習慣採取的飲食習慣，在各種營養層面的資訊量相比起來較少，所幸隨著越來越多的科學研究，都展現出了全植物飲食對於各種慢性疾病改善的出色表現。也有越來越多的朋友意識到，原來每天放入口中的食物，對於環境的影響力有多深遠，因此開始付出行動的人也多了起來。然而透過這些行動，漸漸地也讓更多人認識這塊美好的領域。

經常聽到個案提出的幾個問題：「我是可以試試看素食啦，但會不會不好吃啊？」、「可是我不會煮素食耶！」要抓住人的心，要先抓住他的胃，餐點內容的葷素並不是最主要的因素，餐點的美味與否，往往才是讓人願意品嘗的第一步。因此本書便誕生了！

我衷心希望能透過本書內容，提供對全植物飲食有興趣的朋友作為實用的飲食參考。在設計食譜過程中，特別針對了素食者經常被詢問會缺乏的營養素來分類設計，像是蛋白質、鐵、鈣、B_{12}……等，也在每個食譜中額外補充一些相關的食物與營養學小知識，希望將生澀乏味的營養學與多變的蔬食料理結合，交織出美味的蔬食饗宴。

願您在傳達美好的理念的同時，也把自己照顧得很好，期許我們一起以溫暖的心分享美味又營養的料理給每一位有緣的人。

大家一起來 Quisine、Cuisine 吧！

從 2014 年接觸純蔬食開始，我就把自己過去喜愛的食物，轉換成純蔬食的版本，跟大家分享。

在蔬食的路上，一路上有很多貴人幫忙，我的家人朋友、梁先生一家人、Andrew & Kelly、稻荷餐飲，感謝您，讓我有機會不斷的做各種嘗試。

在這邊給各位想往蔬食飲食方向前進，或已經是蔬食者的朋友，一點點我自己對於料理的經驗和想法。

如果你沒有任何料理的經驗，但是想要模仿、重現一道自己喜歡的料理，你可以試著在品嘗的當下，記住每一個環節中所感受到的味道及口感，再一步步思考如何達到那個狀態，經過不斷地調整火侯和調味料，慢慢的就能做出一樣的料理了。而想要把葷食變成蔬食版本也是一樣的概念，只要一一拆解成元素，就能做出美味的蔬食版料理。

2020 這一年，世界發生了很多事，我也決定在 2021 打造自己的蔬食品牌——Quisine。希望能用自己的方式來傳遞純植物飲食，所以很歡迎大家到我的官網與我互動，有任何問題，都可以直接交流！

P.S. 其實編輯要我寫序，我還真不知道該怎麼寫，但編輯說一定要寫，我就認真寫一下。有任何關於料理的問題，歡迎大家直接來粉專找我吧！

CONTENTS

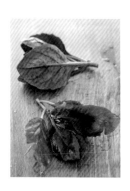

Chapter 1
能量的泉源—碳水化合物能量料理

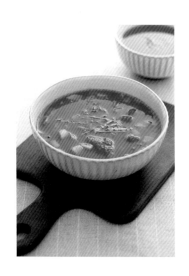

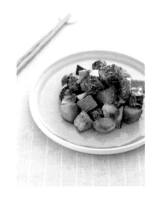

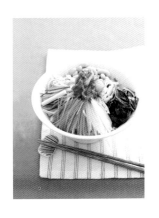

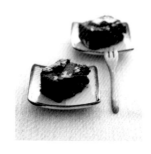

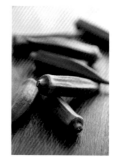

本書料理之營養成分分析的熱量，是以膳食纖維以 2 kcal/g 計算的修正熱量。

特殊調味料介紹

高純度異麥芽寡醣漿

以生物科技用澱粉原料製成的機能性寡醣。每公克提供 2.4 大卡，
甜度約為砂糖的 60%，但切勿因此增加用量而失去了低熱量的優勢。
其最大特色是在小腸無法完全被消化，殘存成分可作為益生元到大腸
讓細菌發酵。對年長者的腸道蠕動、便秘的改善有所幫助，但每日若食用超
過 30 公克，可能會產生脹氣、腹瀉等腸胃道副作用。[1]

羅漢果糖

常見市售羅漢果糖有單以純羅漢果萃取，以及羅漢果萃
取物和赤藻糖醇混製兩種，兩者風味和甜度都很接近
二砂，可 1：1 替代砂糖使用。因為不會使血糖上升，
近年來成為注意血糖控制者使用的甜味來源，但亦需留
意節制攝取，以免餐點中其他食材的熱量使體重增加、
血糖上升。

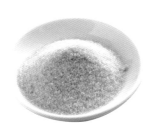

含 B_{12} 無鹽營養酵母

是一種沒有活性的酵母，通常以糖蜜培養後乾燥成粉，
有片狀和細粉狀。風味與起司類似，在純素飲食中廣
泛作為調味料。進口品牌多會額外添加 B_{12}，因而也
成為 B_{12} 來源之一。購買時請詳閱食品標示是否有「額
外添加 B_{12}」及其含量。台灣常見的「啤酒酵母粉」多
數沒有額外添加 B_{12}。

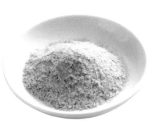

純素無酒精味醂 DIY

以糯米和米麴發酵製成，具甜味，可改善口感、增添潤澤。無論釀造
時有無添加燒酎，發酵時也會自然產出微量酒精，若想完全避免酒
精，可依以下兩種作法 DIY 替代：①羅漢果糖 10 公克、脆梅 2 顆、
純水 100 公克混合，浸泡靜置一天以上；以此作法製成的調味料，
風味與真正的味醂十分相近。②將羅漢果糖 1/2 杯、水 1/2 杯、米
醋 4 小匙、少許鹽混合拌勻亦可。

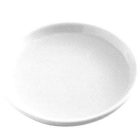

Chapter 1

能量的泉源

碳水化合物 能量料理

可消化碳水化合物

· 辣乳醬天貝南瓜 · 蓮根親子丼
· 小米蔬菜燒 · 鷹嘴豆玉米煎脆餅
· 松菜奇異果果昔 · 黑芝麻黑豆奶昔
· 紅棗紅莧菜木瓜果昔
· 黃金奇異果堅果奶昔

不可消化碳水化合物

· 皇帝豆馬鈴薯沙拉 · 鷹嘴豆香菇地瓜葉
· 芥末白花椰 · 蒲燒茄子 · 糙米散壽司
· 秋葵濃湯 · 四季豆鍋餅 · 蜜黑豆洋菜凍

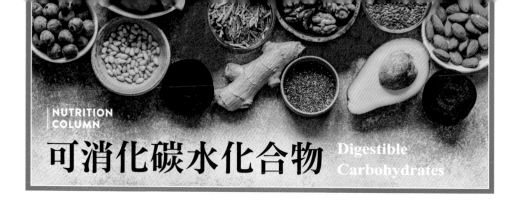

可消化碳水化合物 Digestible Carbohydrates

民眾普遍認為「澱粉」是減肥的最大敵人,「不碰澱粉」的減肥觀念自此開始流傳,因此也出現了許多錯誤的迷思。

迷思一 碳水化合物對健康百害而無一利?

迷思二 碳水化合物=澱粉?

事實上過量攝取大量額外添加油脂、糖、鹽製作而成的「精製澱粉」,才是需要格外注意的(如:白吐司、甜麵包、泡麵、白麵條、甜甜圈等各種糕點)。**規劃良好的全植物性飲食,不僅對體重管理有所幫助,且也有利於保護心血管;但當將飲食中的飽和脂肪酸以精製澱粉取代時,保護效果就會大打折扣。**重視碳水化合物的「質」以及烹調方式,才能協助發揮全植物性飲食對於健康層面的最大效益。

碳水化合物的家族成員

碳水化合物並非澱粉的專屬代名詞,它是許多成員的總稱。這個大家族包括了以下成員,而在多醣當中,又分為「可消化」和「不可消化」兩種。

類別	單醣	雙醣	寡醣	多醣
醣分子數量	1 個	2 個	23〜10 個	10 個以上〜千個
成員	葡萄糖、果糖、半乳糖。	蔗糖、乳糖、麥芽糖。	水蘇四糖、棉籽糖、果寡醣等。	澱粉、糊精、肝醣、膳食纖維、幾丁質等。

碳水化合物是人體最主要的能量來源

熱量(能量)對於維持身體的各種正常作用是不可或缺的。人體好比一台車,諸如呼吸、體循環、身體活動、合成蛋白質等等,都需要汽油(熱量)才能運作。

而三大巨量營養素（碳水化合物、蛋白質以及脂肪）其中的碳水化合物又稱為「醣類」，是植物在行光合作用的期間，將空氣中的二氧化碳、水以及太陽中的能量轉化後儲存而成。

　　碳水化合物是身體主要的能量，也就是熱量（燃料）的來源，特別是人體許多重要的器官，像是腦、中樞神經系統、以及紅血球等所需要的能量，主要是由「葡萄糖」的代謝來提供。另外還在媽媽肚子裡的寶寶，也是以利用葡萄糖來作為主要的能量來源，肚子裡的胎兒，甚至被學界戲稱是「依賴葡萄糖的寄生蟲」。由此可見，碳水化合物對於生物成長之重要與必要性。

可以從哪些食物攝取到碳水化合物？

　　無論是世界衛生組織（WHO）或是美國醫學研究院（IOM），都認同並建議飲食中的碳水化合物來源，要由富含複合性碳水化合物的全穀類、根莖類、豆類、蔬菜、水果、堅果（含有少量的碳水化合物）以及種子來獲得。這類複合性碳水化合物含量較為豐富的全植物性食材大致以下表為主。

類別	食物來源	說明
全穀類	糙米、黑米、紅米、燕麥、黑麥、大麥、紅薏仁（糙薏仁）、小米、小麥、玉米、高粱等。	全穀類是指含有胚乳、胚芽以及果皮（麩皮或糠層）的完整穀粒，「全」就代表「完整」的意思。
根莖類	地瓜、芋頭、蓮藕、山藥、南瓜、豆薯、馬鈴薯、蓮藕、荸薺等。	外皮刷洗乾淨，建議可連皮食用。
豆類	紅豆、綠豆、花豆、米豆、白鳳豆、大紅豆、皇帝豆、碗豆仁、雪蓮子豆（鷹嘴豆）、扁豆、花生等。	花生實際上屬於豆科植物，其蛋白質的含量比大多數的堅果高，但因為油脂含量豐富，含脂量約有 40%，因此在營養的分類上被歸入堅果種子與油脂類的來源。
各種新鮮水果	梨子、西瓜、香蕉、蘋果、柳橙、奇異果、芭樂、木瓜等。	以新鮮水果方式攝取最佳。
堅果種子類	蕎麥、藜麥、莧米（莧菜籽）、蓮子、栗子、菱角、芡實、腰果、開心果、葵花籽等。	部分類穀物雖歸類於堅果種子類，但因碳水化合物含量較高，以營養角度則視為主食。

關於堅果種子類中出現了一些油脂含量比較低的食物，也許會讓你感到困惑，像是：蕎麥、藜麥、莧米（莧菜籽）。它們屬於「類穀物」（Pseudocereal），是比較特殊的一群，因為不屬於「禾本科」植物，所以不能算是真正的穀類，但是食用方式與穀類類似。

而在台灣的食品營養成分資料庫中，堅果及種子類被歸為同一類。在這個大類別中可以看到蓮子、栗子、菱角、芡實、蕎麥……等的身影，但由於它們含量比較豐富的營養素大多為碳水化合物，而脂肪的含量大部分都沒有超過 2%，因此這幾種食物要當作主食（碳水化合物）來看待。

素食者的碳水化合物攝取原則

碳水化合物豐富的全植物性食材，對於人類的飲食來源來說，可說是最理想的能量來源，除了可以提供身體所需的能量（熱量），協助血糖維持在正常的範圍，使身體可以正常的運作之外，這類食材都同時含有「不可消化多醣」，也就是膳食纖維，亦富含了各種人體維持正常運作所需要的維生素、礦物質、植化素等多元化的來源。

根據美國醫學研究院（IOM）建議，每日攝入的碳水化合物應約占總熱量的 45 ～ 65%，而關於碳水化合物的建議攝取量[1]（RDA），年齡大於一歲的人，每日則至少需要 130 公克。這個建議量是用以供應葡萄糖給腦、中樞神經系統，如此才不需要仰賴酮體來代替葡萄糖作為主要能源。而如果是孕婦及哺乳婦，則建議略高於 130 公克，分別為 175 公克與 210 公克。[2]

不過這些克數並不是這個章節要跟你強調的重點，看到這邊應該已經了解到碳水化合物對於身體的重要性。

---

1 根據充足的科學證據，能滿足特定年齡層及性別的健康人群中 97 ～ 98 % 的人，一日所需要的攝取量稱之為建議攝取量。

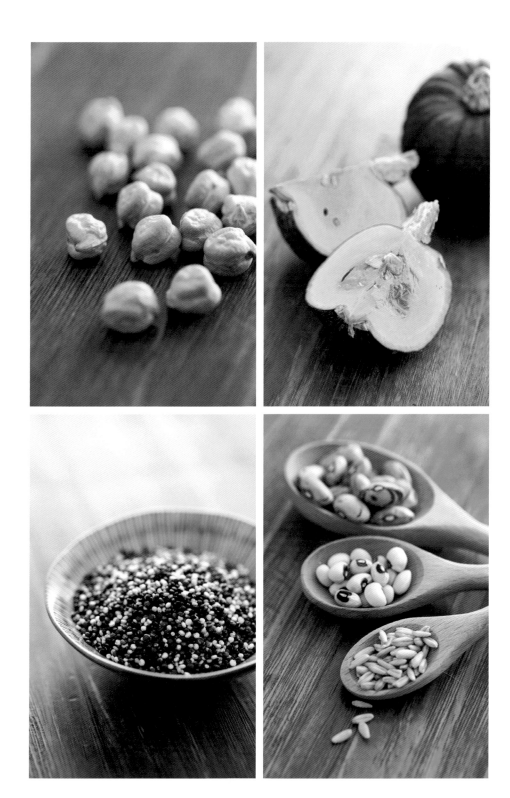

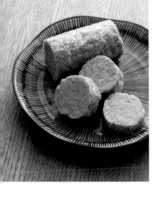

天貝

天貝是印尼的傳統發酵食品。作法是將整顆大豆加熱煮熟後鋪平，加入天貝酵母菌（黴菌的一種）後，置於室溫發酵 35 ～ 37 小時。黴菌開始滋長時會生成菌絲並滲入豆子，使其凝結成塊，同時並分解豆類的蛋白質、脂肪，使其變得更為細小，並降低大豆的抗營養物質，使營養素更容易被人體吸收。與此同時並產生類似蘑菇的特有風味，質地也會變得柔軟。煎過的天貝則帶有堅果般的香氣。[3]

辣乳醬天貝南瓜

6 人份

材料：

紅豆天貝 300g
帶皮栗子南瓜 450g
抱子甘藍 300g
薑 20g
初榨橄欖油 20g
辣味豆腐乳 60g
水 60g

調味料：

黑豆醬油 30g
純素無酒精味醂 50g
水 200g
鹽 1g
羅漢果糖或二砂 15g
花椒粉少許
白芝麻 3g

1 將整塊紅豆天貝用黑豆醬油、味醂及水 200g 以小火煨煮 10 分鐘，讓天貝入味。

2 起鍋後將天貝及洗淨的帶皮栗子南瓜切成 4cm 立方塊，放入預熱至 145℃的烤箱蒸烤 30 分鐘。

3 抱子甘藍洗淨切半，薑切粗末。

4 在不沾鍋中倒入橄欖油加熱爆香薑末，再放入豆腐乳搗碎，加入 60g 的水。

5 將抱子甘藍入鍋拌炒約 2 分鐘，加入鹽、糖拌勻調味，再加入天貝及南瓜塊拌炒。

6 煮至醬汁濃稠度可包覆住天貝及南瓜即盛出，最後撒上花椒粉及白芝麻即可。

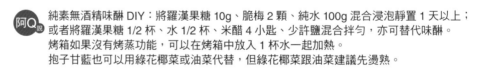

阿Q說 純素無酒精味醂 DIY：將羅漢果糖 10g、脆梅 2 顆、純水 100g 混合浸泡靜置 1 天以上；或者將羅漢果糖 1/2 杯、水 1/2 杯、米醋 4 小匙、少許鹽混合拌勻，亦可替代味醂。
烤箱如果沒有烤蒸功能，可以在烤箱中放入 1 杯水一起加熱。
抱子甘藍也可以用綠花椰菜或油菜代替，但綠花椰菜跟油菜建議先燙熟。

Mia說 大部分市售南瓜籽多已經去除了白色外殼，為綠色的南瓜籽仁，而新鮮南瓜切開時可以看到完整的白色帶殼南瓜籽。南瓜籽殼其實是可以食用的，但因為較硬不容易咬碎，建議可將烤熟後的南瓜，連同瓜瓤跟籽用湯匙挖出來，將 300ml 的無糖豆漿或其他植物奶，一起放入調理機攪拌至滑順。如此一來就能攝取到整個南瓜籽的營養，像是其中所含的鋅、鎂、銅、鐵以及更多的膳食纖維，但消化系統疾病患者則不建議連殼食用南瓜籽。

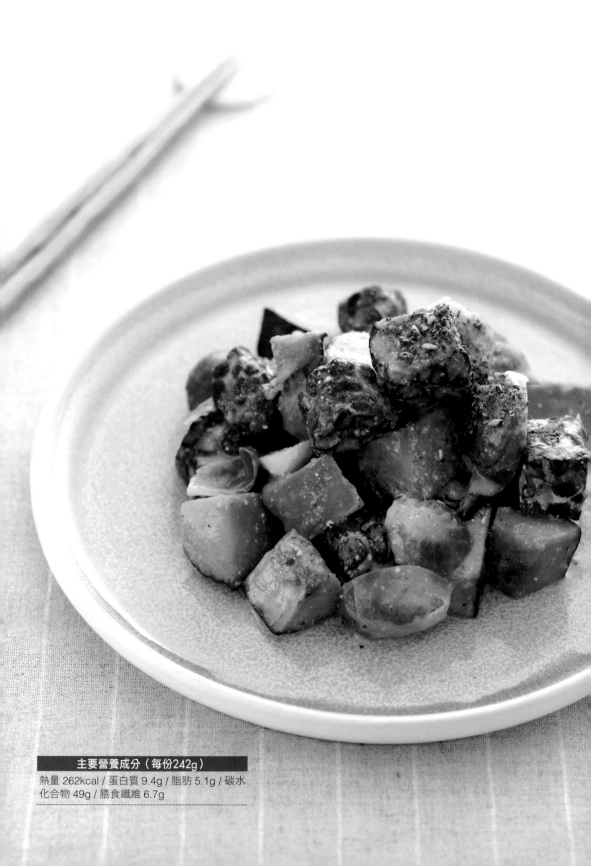

主要營養成分（每份242g）

熱量 262kcal / 蛋白質 9.4g / 脂肪 5.1g / 碳水
化合物 49g / 膳食纖維 6.7g

蓮根親子丼

材料：
乾昆布 20g
乾香菇 40g
浸泡昆布及香菇的水
　600g
白色大薏仁 80g
圓糯米 80g
蓮藕 200g
紅蘿蔔 150g
牛蒡 50g
初榨橄欖油 10g
薑末 30g

調味料：
白醬油 60g
鹽 1g
純素無酒精味醂 20g
紫蘇葉 10g
乾蓮子 150g

1　大薏仁、圓糯米洗淨，以室溫約 30℃的水浸泡 4 小時後，再放入冰箱冷藏浸泡 8 小時以上。

2　昆布、香菇洗淨泡水備用；蔬菜洗淨，蓮藕、紅蘿蔔切小丁，牛蒡去皮切絲，昆布及香菇瀝乾切小丁。

3　將橄欖油倒入壓力鍋中加熱，以中火爆香薑末，再將香菇丁、牛蒡絲及紅蘿蔔丁爆炒片刻。

4　接著加入瀝乾的大薏仁、糯米、昆布丁、蓮子及蓮藕丁，以及浸泡昆布及香菇的水。

5　最後加入白醬油、鹽及味醂調味拌勻，蓋上鍋蓋以大火加熱，計時 30 分鐘。

6　煮至壓力鍋噴出蒸氣時改成小火，30 分鐘到時熄火，靜置 20 分鐘後開蓋拌勻後，盛碗裝飾切絲的紫蘇葉即可。

 純素無酒精味醂 DIY：將羅漢果糖 10g、脆梅 2 顆、純水 100g 混合靜置 1 天以上；或者將羅漢果糖 1/2 杯、水 1/2 杯、米醋 4 小匙、少許鹽混合拌勻，亦可替代味醂。
如果家中沒有壓力鍋，也可利用電鍋烹調：作法 3 ～ 5 改在鍋中爆香拌炒和調味，接著盛入電鍋內鍋，外鍋加水 3 ～ 4 杯，蒸煮約 1 小時，待電鍋跳起再燜 30 分鐘即可。

 蓮子的營養成分組成澱粉含量高，100g 中約有 70% 的熱量來自碳水化合物，因此雖然在食品營養成分資料庫中歸類在堅果種子類，但與栗子一樣，在營養學上都是可作為替換成「主食類」的食物。由於綠色的蓮子芯帶有苦味，無論是用新鮮或乾燥的蓮子（市售乾燥蓮子大多數已去芯），建議都先把芯去除，以避免苦味。這苦味來自於蓮子芯的生物鹼，對於腸道痙攣有些微的緩解作用。[4]

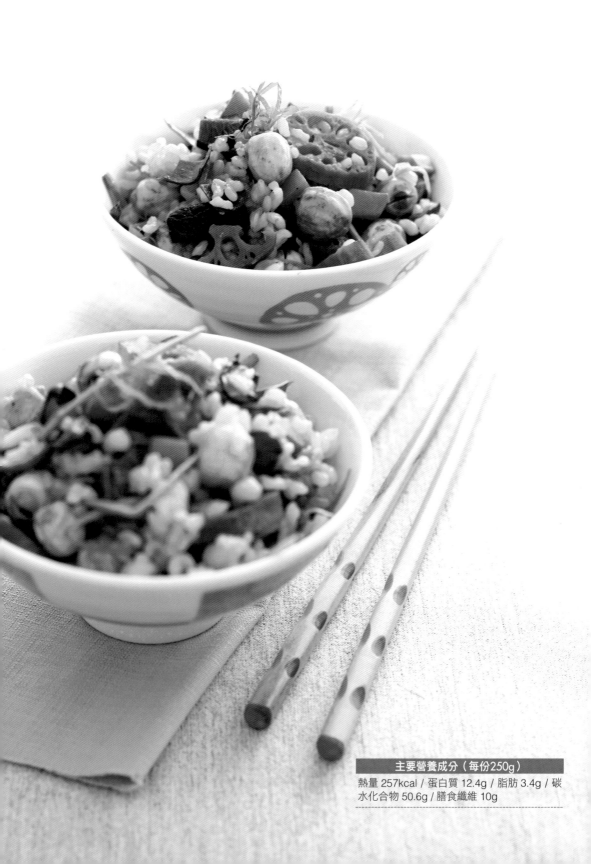

主要營養成分（每份250g）

熱量 257kcal / 蛋白質 12.4g / 脂肪 3.4g / 碳水化合物 50.6g / 膳食纖維 10g

小米蔬菜燒

材料：

生小米 80g
水 320g
高麗菜 100g
紅蘿蔔 100g
生豆皮 300g
鹽 3g
白胡椒粉 2g
原味香菇粉 5g
（作法見 P.164）
熟鷹嘴豆粉 60g
海苔絲 15g
純素美乃滋適量
（作法見 P.170）

1　小米洗淨瀝乾，加入 320g 的滾水中煮熟，撈起瀝乾（取約 150g）。

2　高麗菜、紅蘿蔔洗淨，與生豆皮均切成細絲。

3　煮熟小米先與作法 2 的材料及鹽、白胡椒、昆布粉混合拌匀，再加入鷹嘴豆粉拌匀。此時需視材料的濕度，再加入適量的水調整，至如下圖般濃稠即可。

4　將不沾鍋加熱，用廚房紙巾沾少許油（份量外），在不沾鍋內側抹上一層薄油，作法 3 的麵糊取約 1/4 的量，倒入鍋中。

5　以小火煎至單面上色後，再翻面續煎至上色即可盛盤，表面淋上自製美乃滋，撒上海苔絲即成。

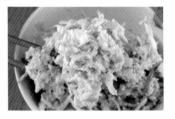

Mia 說　小米的栽種歷史超過 6000 年，原生於非洲及亞洲，是一種抗旱的全穀物。這種古代穀物對於第二型糖尿病以及葡萄糖耐受不良的患者，在血糖控制上有顯著的益處。一項為期 12 週的研究發現，將飲食中的主食類替換為小米（生重 50g/day），能改善胰島素敏感性及阻抗性，因而顯著改善空腹血糖及餐後血糖。[5]

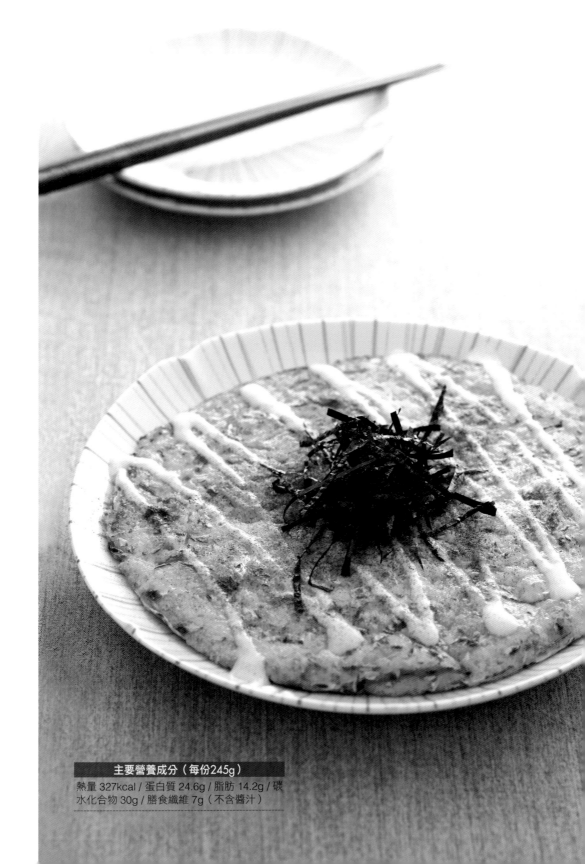

主要營養成分（每份245g）
熱量 327kcal / 蛋白質 24.6g / 脂肪 14.2g / 碳
水化合物 30g / 膳食纖維 7g（不含醬汁）

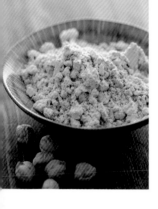

鷹嘴豆粉

又稱雪蓮子豆粉，市售的鷹嘴豆粉有二種製程，一種是使用生的鷹嘴豆直接研磨製作，另一種則是由烤熟的鷹嘴豆製作，而烤熟後的鷹嘴豆粉香氣較為濃郁，因此建議使用熟粉。在家也可以自行製作鷹嘴豆粉。將生的鷹嘴豆洗乾淨後浸泡12小時以上 [6]，取出洗淨瀝乾後，以烤箱烤熟烘乾後用食物調理機打成粉，這樣的製程可提升鷹嘴豆中鐵質的吸收率以及減少抗營養素，建議不妨試試。

鷹嘴豆玉米煎脆餅

4 人份

材料：

罐裝或新鮮玉米粒
　300g
二砂 0.5g
　（約 1/8 小匙）
鹽 1g
黑胡椒粉 1g
熟鷹嘴豆粉 60g
初榨橄欖油 30g

1 玉米粒與糖、鹽、胡椒粉拌勻，玉米粒需保留些水分。

2 接著加入鷹嘴豆粉拌勻，此時要讓麵糊呈濕黏狀態（圖1），才易於成形。

3 將不沾鍋加熱，放入橄欖油以小火加熱，可先將一滴麵糊滴入鍋中，待出現冒泡狀態時，即可將麵糊全部倒入。

4 麵糊入鍋後盡量旋轉鍋子，讓麵糊在鍋中均勻攤平，無大縫隙。

5 以小火慢煎，待玉米粒底部凝結成整片的餅狀（圖2），將玉米餅小心翻面續煎至金黃，即可盛出放在廚房紙上吸去多餘油分即可食用。

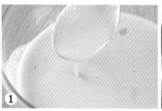
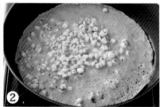

Mia 說　大部分餅類料理使用的粉類，多為精製過的白麵粉，其中的維生素、礦物質含量較低，所以特別將這道食譜的粉類改為用整顆豆類研磨的粉，除了能攝取到豆類的完整營養，還可豐富飲食中的食材多元性，整體 GI 值（升糖指數）也較低。

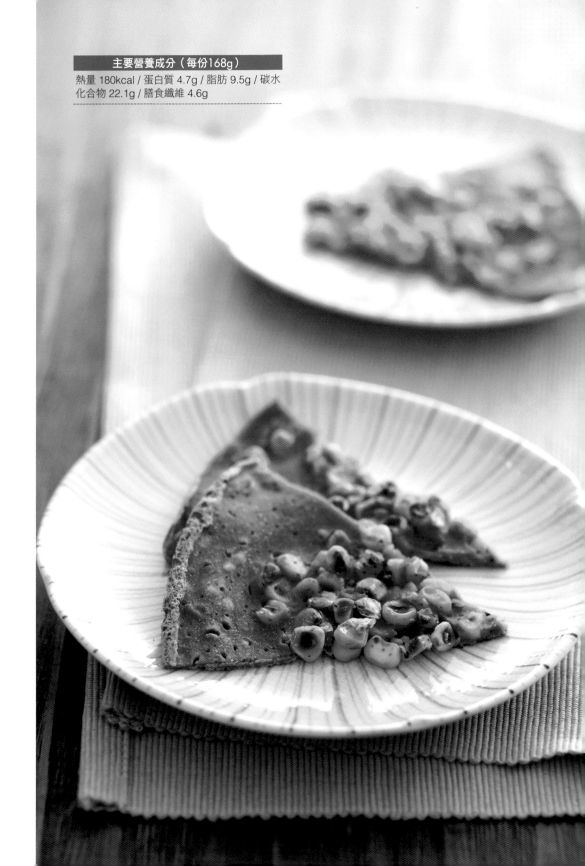

主要營養成分（每份168g）

熱量 180kcal / 蛋白質 4.7g / 脂肪 9.5g / 碳水
化合物 22.1g / 膳食纖維 4.6g

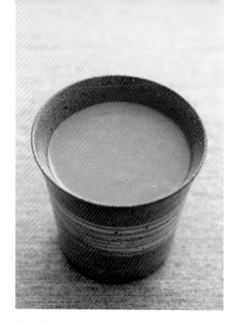

松菜
奇異果果昔

1 人份

香蕉去皮 70g、小松菜 100g、綠色奇異果 85g、熟毛豆仁 50g、冷開水 200g

香蕉剝皮後切半（半根約 70g）；小松菜洗淨後放入滾水中汆燙 30 秒後取出瀝乾；奇異果去皮。接著將所有食材放入果汁機中打勻即可。

 如果喜歡較甜的果昔，可以將香蕉加量。

 小松菜及毛豆仁所含的非血基質鐵，藉由奇異果富含的維生素 C，讓鐵質的吸收率最高可提升至 6 倍。[7]

主要營養成分（每份505g）
熱量 176kcal / 蛋白質 11g / 脂肪 2.1g / 碳水化合物 37.2g / 膳食纖維 8.9g / 鈣 175mg / 鉀 1121mg / 鐵 5mg

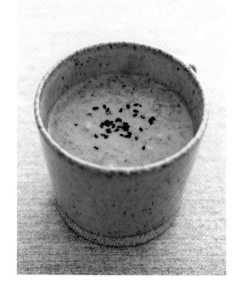

黑芝麻
黑豆奶昔

1 人份

黑芝麻 20g、帶皮新鮮嫩薑 5g、柳橙 100g、熟黑豆 50g、去核椰棗 7g、冷開水 200g

生薑洗淨，柳橙去皮；接著將所有材料放入果汁機中打勻即可。

 如果喜歡較甜的果昔，可以將椰棗加量。

 此為含鈣量豐富的飲品，應避免與含鐵豐富的食物同時飲用，會降低鐵吸收率。

主要營養成分（每份352g）
熱量 245kcal / 蛋白質 11.9g / 脂肪 13.9g / 碳水化合物 27.8g / 膳食纖維 9.9g / 鈣 365mg / 鉀 638mg / 鐵 4mg

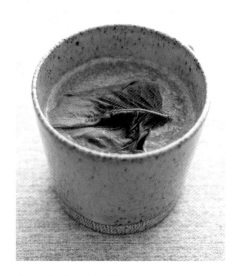

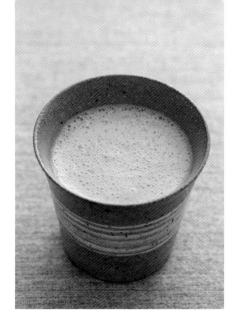

紅棗紅莧菜木瓜果昔

1 人份

紅莧菜 100g、紅棗 6g、木瓜 80g、煮熟黃豆 50g、冷開水 200g

紅莧菜洗淨後放入滾水中汆燙 30 秒撈起瀝乾；紅棗去核，木瓜去皮去籽後切塊。接著將所有材料放入果汁機中打勻即可。

 阿Q說 木瓜盡量選擇熟一點的，打出來的果昔滋味較濃郁。

 Mia說 黃豆也可以用 250cc 的無糖豆漿或 140g 嫩豆腐＋100cc 的水取代，切記不可使用「加鈣豆漿」或「板豆腐」，其中所含的鈣含量會讓鐵質的吸收率下降。

主要營養成分（每份406g）
熱量 128kcal / 蛋白質 10.7g / 脂肪 3.5g / 碳水化合物 20.7g / 膳食纖維 7.2g / **鐵 14mg**

黃金奇異果堅果奶昔

2 人份

黃金奇異果 100g、大番茄 50g、香蕉 40g、蘋果 40g、紅蘿蔔 50g、美國杏仁粒 30g、煮熟黃豆 50g、冷開水 200g

奇異果去皮，大番茄洗淨後去蒂切小塊，香蕉去皮。接著將所有材料放入果汁機中打勻即可。

 Mia說 一杯含有 1683μg 的 β - 胡蘿蔔素，即可達成人女性建議攝取量的一半（男性 3600μg，女性 3000μg）。

主要營養成分（每份265g）
熱量 188kcal / 蛋白質 8g / 脂肪 9.3g / 碳水化合物 24.6g / 膳食纖維 5.2g / **β - 胡蘿蔔素 1683μg**

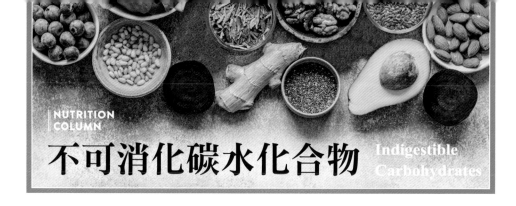

不可消化碳水化合物 Indigestible Carbohydrates

在經濟不富裕、物資缺乏的年代，屬於不可消化碳水化合物家族之一的膳食纖維，一直被認為不具營養價值。不過近年來已有愈來愈多研究顯示，膳食纖維具有極大的健康效益，因而引領了一波波的健康風潮，但也有許多民眾一知半解，像是：

迷思一 **想要補充膳食纖維，吃蔬菜就對了？**

迷思二 **便祕時，多補充膳食纖維就能幫助排便？**

提到膳食纖維，大多數人的腦海中都會浮現各種蔬菜的畫面，但其實飲食中只要是以完整型態食用的植物性食材（蔬菜、水果、全穀類、豆類、堅果、種子），都含有膳食纖維。而令人意外的，**膳食纖維含量的王者並不是青菜！**因為青菜的水分含量高達 90% 以上，反而像是豆類、燕麥、地瓜等食物的一般食用份量，所含的膳食纖維還比青菜高出許多。

如果是**想藉由膳食纖維來幫助排便**，同時也要攝取足夠的水分，才能幫助纖維膨脹發揮最大功效；如果水分攝取不足，反而有可能造成反效果！

不可消化碳水化合物的家族成員

所謂的「不可消化碳水化合物」，是指不能被人體消化吸收的碳水化合物，除了大家最熟知的膳食纖維以外，還包括了「抗性澱粉」（Resistant Starch）。

膳食纖維還可分為「非水溶性」與「水溶性」兩大型態，許多植物性食材都同時含有這兩種膳食纖維，只是比例多寡不同。而**抗性澱粉**指的是無法被消化道吸收的澱粉成分，因為**代謝途徑與膳食纖維類似**，都是進入到大腸被腸道細菌所發酵，所以**功能也被視為與膳食纖維相似。**

水溶性膳食纖維

水溶性膳食纖維顧名思義可溶於水，溶解之後會形成果凍般的膠狀物質，能延緩胃部的排空速度，讓飯後的血糖上升的速度較為平穩。它還能與腸道內協助

消化脂肪的膽酸結合，有利於膽固醇代謝。此外，水溶性膳食纖維也是腸道內有益菌喜歡的食物，可促進有益菌生長；**而在腸道被細菌發酵後所產生的短鏈脂肪酸，也能讓腸道內維持偏酸的環境，有助於有益菌生存。**腸道有了較佳的菌叢生態，便**可支持身體免疫力的平衡。**

非水溶性膳食纖維

非水溶性膳食纖維吸收水分之後體積會膨脹，除了可增加飽足感，也有助於增加糞便的體積、使糞便成型來刺激腸道蠕動，這能讓糞便在腸道內通行得更加順暢，縮短有害物質聚集停留在腸道內的時間；並且能促進規律的排便，達到減少便秘、痔瘡、憩室症、憩室炎（症狀為強烈腹痛、發燒、噁心、嘔吐）、大腸癌及其他腸道疾病的發生率。

抗性澱粉

當白米加水加熱時，澱粉就會被「糊化」而煮成Q彈鬆軟的米飯。當糊化的澱粉冷卻後，因為喪失水分而開始老化變硬，就會產生「抗性澱粉」，這也是我們日常生活中，最常見的抗性澱粉之一。它的功能與水溶性膳食纖維類似，能作為有益菌的食物，而且所產生的短鏈脂肪酸可創造有利於有益菌生長的環境，還可改善胰島素敏感性、協助血糖控制等。

然而近年來，抗性澱粉也成了減肥的迷思之一。

有些人會認為相對於好消化的澱粉，抗性澱粉所提供的熱量較少（每公克約2.8大卡），但**如果因此而沒有控制攝取量，反而會造成反效果。**而且，**並不是冷卻或冷藏後的食物都能形成抗性澱粉。**

如果是支鏈澱粉含量很高的食物，例如糯米飯糰、粽子、湯圓、年糕這類糯米類食品，黏性與支鏈澱粉含量非常高（接近99%），即使放涼或冷藏，能產生的抗性澱粉非常少；另外，食物含水量的多寡也會有所影響，像是粥、米漿這類含水量高的食物，能產生的抗性澱粉量也微乎其微。

🍽 哪些食物含有不可消化碳水化物

類別	主要食物來源
水溶性 膳食纖維	各種豆類（紅豆、黑豆、米豆、花豆等）、燕麥、黑麥、大麥、抱子甘藍、柑橘類水果、蘋果、地瓜、馬鈴薯、亞麻仁籽、綠花椰菜、紅蘿蔔、海藻、菇類等。
非水溶性 膳食纖維	小麥麩皮、全穀類、豆類、蔬菜等。
抗性澱粉	生香蕉、煮熟後放涼的澱粉類食物（馬鈴薯、地瓜、豆類、在來米）、已冷卻或冷藏後再加熱的澱粉類食物（食物含水量越低，抗性澱粉產生的量會較多）、完整型態的種子、豆類與穀類等。

素食者的膳食纖維攝取原則

民眾普遍會有一種刻板印象，認為**吃素就代表會攝取較多的膳食纖維，但其實不然**。如果早餐饅頭配豆漿、午餐陽春麵配豆干、晚餐素火腿炒飯，這樣的飲食內容即便是素食，但能攝取到的膳食纖維量還是很有限，而且在其他營養素的攝取方面也有很多的改善空間。

成人每日的膳食纖維攝取量建議為 25 ～ 35 公克，才能達到健康上的效益，而「每日五蔬果」的口號，也就是三份（種）蔬菜、二份（種）水果，是否能滿足每日所需的膳食纖維呢？一份蔬菜約可提供 1 ～ 3 公克，若以 3 公克計，則三份蔬菜可提供約 9 公克；一份水果約可提供 2 ～ 4 公克，若以 4 公克計，二份水果則為 8 公克，合計共為 17 公克的膳食纖維，雖然距離建議攝取量的最低標還有一小段距離，但如果平常連三蔬二果的飲食習慣都尚未養成的話，建議試著先從「三蔬二果」開始培養起。

增加膳食纖維攝取量的小撇步

如果想增加每日膳食纖維的攝取量，最簡單而且也最容易執行的方法，就是「增加完整型態植物性食材」的比例。例如：

- 將白米換糙米或其他全穀類。
- 降低吃白饅頭、白吐司、麵包等等的頻率，改為以地瓜、芋頭、南瓜等根莖類作為主食來源。
- 如果有吃稀飯的習慣，將一半的米換成根莖類，如：地瓜稀飯、芋頭稀飯、南瓜稀飯。

- 增加各種不同豆類食物到日常飲食作為主食來源或是配料，像是紅豆芋頭飯、綠豆小米粥、毛豆炒豆干、鷹嘴豆滷花生、豌豆燒豆腐……等。
- 練習每天「至少」攝取二份不同種類的水果、三份不同種類的蔬菜，並且養成攝取無調味堅果種子的習慣。

想要吃得更健康，不妨記住以下份量，有助於判斷自己每天的膳食纖維攝取量是否足夠。

食物	食物	份量	可提供的膳食纖維
蔬菜類	高麗菜、青江菜等常見蔬菜	1 份（煮熟後 1/2 碗到八分滿）	約 1 ～ 3 公克
全穀根莖類	糙米飯	1 碗	約 2.6 公克
	芋頭（熟）	1 碗	約 4.6 公克
	地瓜（熟）	1 碗	約 5.2 公克
	燕麥（熟）	1 碗	約 6.8 公克
豆類	毛豆仁（熟）	1 碗	約 6.4 公克
	鷹嘴豆（熟）	1 碗	約 10 公克
	綠豆（熟）	1 碗	約 13 公克
	紅豆（熟）	1 碗	約 15 公克
	花豆（熟）	1 碗	約 16.4 公克
堅果種子類	核桃	8 公克（約 2 顆）	約 0.5 公克
	杏仁果	5 顆	約 1 公克
	黑芝麻粉	15 公克	約 1.8 公克
	亞麻仁籽粉	15 公克	約 3.7 公克
水果類	水果	1 份（約拳頭大小）	約 2 ～ 4 公克

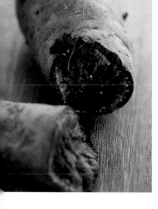

紫地瓜

紫地瓜因為富含花青素而呈現紫色，也成為與橘、黃色地瓜最明顯的不同之處。不同於漿果中所含的花青素，紫地瓜的花青素形式具有較好的耐熱性、耐光敏性、耐酸性及整體穩定性；與酚類化合物一樣，都可提高體內的抗氧化能力。

花青素在地瓜肉之中的分布為不均勻狀態，通常地瓜皮的花青素含量最高，其次為靠近表皮的地瓜肉，地瓜心最少。而紫地瓜顏色越深，花青素含量也越高。

皇帝豆馬鈴薯沙拉

4 人份

材料：
皇帝豆 200g
馬鈴薯 200g
紫色地瓜 100g
栗子南瓜 100g
嫩菠菜或寶寶生菜
　　50g
純素凱薩芥末醬或純
　素美乃滋適量
（作法見 P.170）

1　皇帝豆洗淨，放入電鍋中蒸熟（外鍋 1 杯水），取出放涼。

2　馬鈴薯、紫色地瓜和栗子南瓜洗淨外皮後切小塊。

3　將作法 2 放入預熱至 145℃烤箱中蒸烤 30 分鐘後，取出放涼。

4　最後將生菜及所有食材混合拌勻，加蓋放入冰箱冷藏，用餐前再拌入純素芥末凱薩醬或美乃滋，或者任何喜歡的醬料即可。

 烤箱如果沒有蒸烤功能，可以在烤箱中放入 1 杯水一起加熱，食材就不會太乾。

 皇帝豆、馬鈴薯、紫地瓜、栗子南瓜都是複合性碳水化合物豐富的食材，很適合混合煮好後放在冰箱冷藏作為常備菜。一起料理的好處，除了能一次攝取到各種不同來源的植化素及各種營養素外，還能透過冷藏來增加抗性澱粉的含量。而且如果想攝取花青素時，除了藍莓、黑莓、蔓越莓、葡萄等花青素含量高的水果，紫地瓜是更為經濟實惠的選擇。

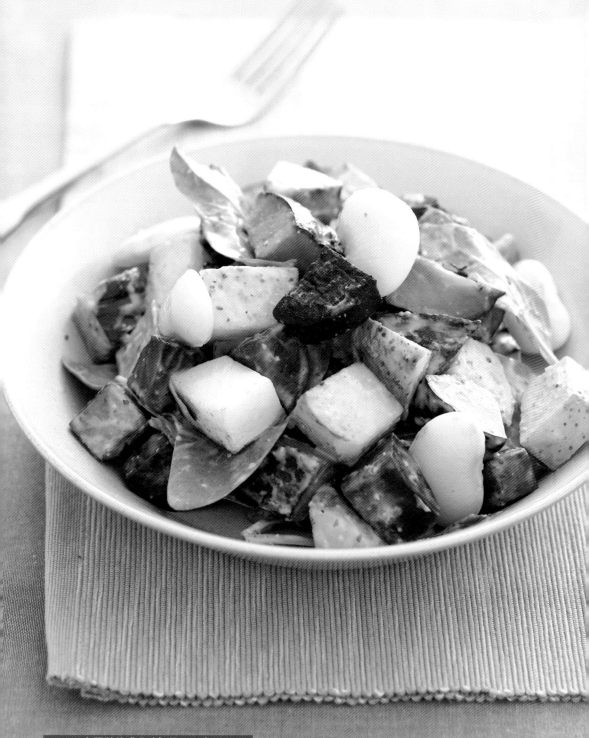

主要營養成分（每份163g）

熱量 139kcal / 蛋白質 6g / 脂肪 0.4g / 碳水
化合物 30.6g / 膳食纖維 4.9g（不含醬汁）

鷹嘴豆香菇地瓜葉

2 人份

材料：

生鷹嘴豆 60g
地瓜葉 300g
乾香菇 30g
初榨橄欖油 10g
薑末 30g

調味料：

A 黑豆醬油 20g
B 黑豆醬油 30g
　純素無酒精味醂 20g
　研磨黑胡椒 2g
　亞麻仁籽粉 5g
C 匈牙利紅椒粉 1g
　含 B_{12} 無鹽營養酵母粉 3g

1 前一天先將鷹嘴豆以室溫約 30℃的水，浸泡 4 小時後再冷藏浸泡一夜。

2 鷹嘴豆瀝乾洗淨後，與 300g 的水（份量外）放入鍋中，不加蓋，以大火煮滾後轉小火，直到煮熟，大約需要 40 分鐘。期間請隨時確認狀況，如果水分不足請適時加一些水以免煮焦（如有壓力鍋建議使用壓力鍋）。

3 乾香菇洗淨，用 100g 的水（份量外）泡軟後取出切絲，香菇水留著備用；地瓜葉切段備用。

4 將煮熟的鷹嘴豆及 20g 黑豆醬油放入鍋中，以小火加熱至入味後盛出。

5 不沾鍋倒入橄欖油加熱後，以小火炒香薑末，再加入香菇絲爆香。

6 倒入 50g 香菇水，再將 30g 黑豆醬油、味醂、黑胡椒以及亞麻仁籽粉拌勻加入。

7 待煮滾後，加入洗淨的地瓜葉及鷹嘴豆拌勻後盛出，最後撒上匈牙利紅椒粉及營養酵母增添香氣即可。

純素無酒精味醂 DIY：將羅漢果糖 10g、脆梅 2 顆、純水 100g 混合浸泡 1 天以上；或者將羅漢果糖 1/2 杯、水 1/2 杯、米醋 4 小匙、少許鹽混合拌勻，亦可替代味醂。
此道料理可以單作主菜，也適合做為法國麵包的餡料，以開放式三明治的方式來品嘗。

鷹嘴豆因為質地密實，所以吸收水分的速度較為緩慢，室溫如果較高時，建議放置在冰箱冷泡，以免豆子酸敗。煮完鷹嘴豆的水及剩餘的香菇水混合均勻加熱至滾後，可再利用作為豆腐味噌湯或什錦蔬菜湯的基底，亦或者是取部分湯汁加入糙米飯或其他穀飯時的煮飯水中。

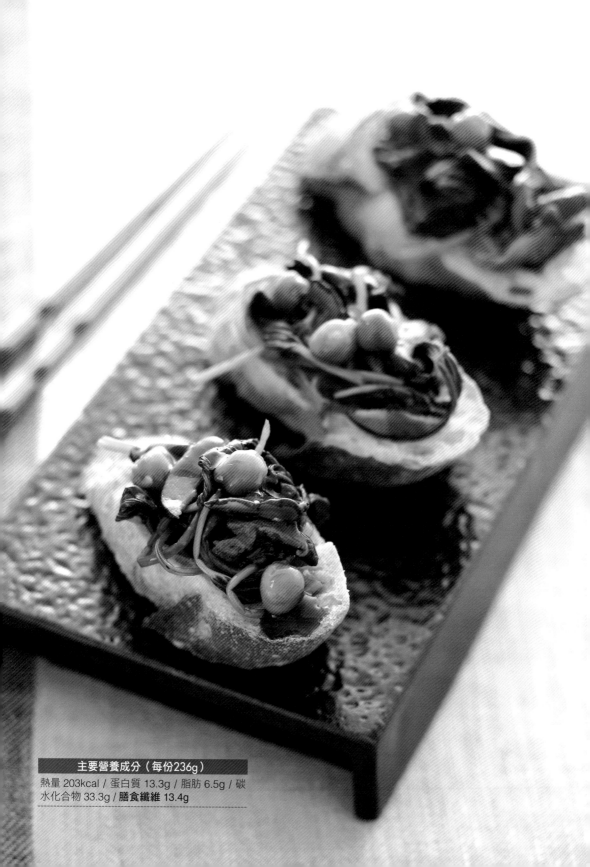

主要營養成分（每份236g）

熱量 203kcal / 蛋白質 13.3g / 脂肪 6.5g / 碳水化合物 33.3g / 膳食纖維 13.4g

芥末白花椰

2 人份

材料：
白花椰菜 300g
紅甜椒 150g
水 50g
純素凱薩芥末醬適量
（作法見 P.171）

1 白花椰菜洗淨切小朵後靜置 40 分鐘，以利活化蘿蔔硫素。

2 將白花椰菜放入微波保鮮盒，加 50g 水後蓋上蓋子，但不要蓋緊，以最強功率微波 3 分鐘。因為每台微波爐特性不同，3 分鐘後若還未熟，可以每次以 1 分鐘為單位，漸次加熱至全熟。

3 紅甜椒洗淨後，切成寬 1×長 5cm 條狀。

4 將白花椰菜、紅甜椒與純素凱薩芥末醬拌勻即可。

如果家中沒有微波爐，也可以放入電鍋蒸熟。將洗淨切好的白花菜椰放在內鍋，外鍋加 2/3 杯水，蒸約 12 分鐘即可。

研究比較了不同方式的料理手法對於白花椰菜營養素的影響，發現使用大量水（1000cc）烹調料理方式，包括滾水煮 6 分鐘、汆燙 3 分鐘，均會流失最多的維生素、礦物質、植物多酚以及抗氧化物質。相較於此，將 200g 白花椰菜放置於玻璃容器中，加入 10cc 的水，以功率 1000w 加熱 3 分 30 秒，則能保留較多的營養素以及植物化合物[8]，其次則為水蒸和炒。

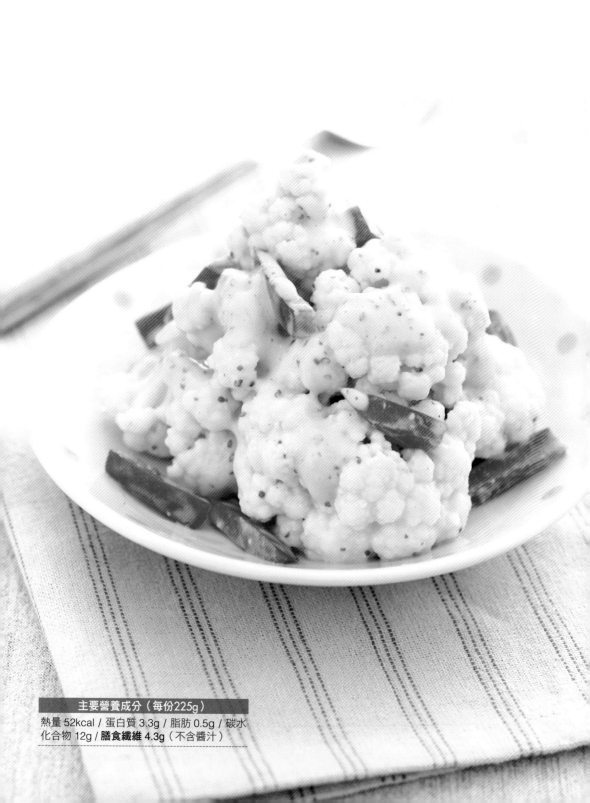

主要營養成分（每份225g）

熱量 52kcal / 蛋白質 3.3g / 脂肪 0.5g / 碳水
化合物 12g / **膳食纖維 4.3g**（不含醬汁）

蒲燒茄子

4 人份

材料：
碧玉筍 50g
茄子 400g
初榨橄欖油 10g
白芝麻 10g
海苔絲 10g

醬汁材料：
薑泥 20g
醬油 60g
純素無酒精味醂 60g
高純度異麥芽寡醣漿
　30g

1 碧玉筍洗淨後，切細絲泡冰水備用。

2 茄子洗淨，切成 10cm 長段，放入電鍋中蒸軟（外鍋 1 杯水）。

3 不沾鍋中加入 5g 橄欖油爆香薑泥，加入醬油、味醂以及寡醣漿，以小火煮至略微濃稠後盛出。

4 在蒸軟的茄子中間劃刀展開成一片（圖 1），再橫向切出刀痕（圖 2）。

5 不沾鍋中倒入 5g 橄欖油加熱，將茄子放入不沾鍋煎至兩面上色後，倒入 20g 醬汁煮至收乾。

6 將煎好的蒲燒茄子盛盤，撒上白芝麻（建議以手工研磨成粉，以促進吸收），再鋪上海苔絲及碧玉筍絲即可。

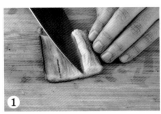
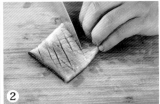

阿Q說 純素無酒精味醂 DIY：將羅漢果糖 10g、脆梅 2 顆、純水 100g 混合浸泡 1 天以上；或者將羅漢果糖 1/2 杯、水 1/2 杯、米醋 4 小匙、少許鹽混合拌勻，亦可替代味醂。

Mia說 茄子富含水溶性膳食纖維，對於維持健康的腸道菌叢生態有所助益。19 世紀的歐洲人覺得茄子長得很像鵝蛋，所以將之命名為 eggplant。而茄子肉來自於生物鹼的苦味，會隨茄子愈成熟而愈為明顯，所以有些人會在料理時添加鹽巴來遮蓋這種苦味；不過這只是降低人體對生物鹼的味覺，大量帶有苦味的細胞液還是存留在裡頭。要特別留意的是，茄子葉具有毒性，不可食用，只可外用。

主要營養成分（每份163g）

熱量 84kcal / 蛋白質 4.2g / 脂肪 4.3g / 碳水
化合物 15.6g / 膳食纖維 9.1g

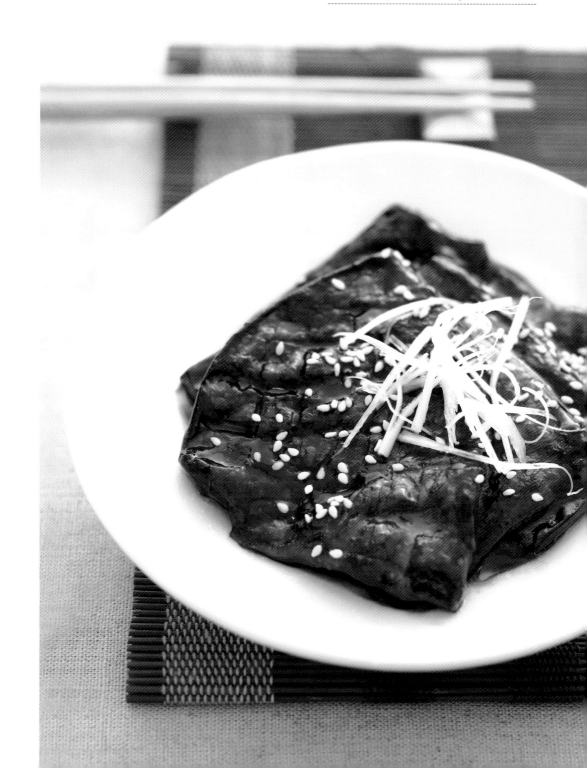

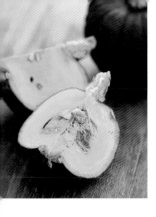

栗子南瓜

Kabocha Squash 品種來自於日本，又稱為日本南瓜，富含 β- 胡蘿蔔素、鉀、少量的葉酸及維生素 B 群。相較於其他品種的南瓜，栗子南瓜的甜味更加濃郁，口感及風味則介於南瓜與地瓜之間，並帶點栗子的香氣。

不同於其他的蔬菜講求新鮮度，南瓜收成後，放置於陰涼乾燥處約 2 週～1 個月，讓澱粉轉化成糖，能使風味更加提升。

糙米散壽司

6 人份

材料：

A 冷糙米飯 400g
　糯米醋 40g
　高純度異麥芽寡
　　醣漿 20g
　鹽 1g
B 栗子南瓜 150g
　板豆腐 300g
　初榨橄欖油 15g
　鹽 4g
C 乾香菇 50g
　水 150g
　牛蒡 200g
　紅蘿蔔 150g
　杏鮑菇 200g
　初榨橄欖油 15g
　鹽 2g
　醬油 50g
　純素無酒精味醂
　　50g
D 炒熟白芝麻 3g
　海苔絲 5g

1 將糯米醋、寡醣漿及鹽混合均勻後，與糙米飯拌勻備用。

2 將栗子南瓜洗淨後連皮切小塊，以 145℃ 蒸烤至熟。

3 乾香菇泡 150g 的水至軟後撈起切絲，香菇水留著備用；蔬菜洗淨，牛蒡去皮，和紅蘿蔔、杏鮑菇分別切細絲。

4 板豆腐切成 5×5cm。不沾鍋中放入 15g 橄欖油加熱，待油熱後加入南瓜塊炒香，再加入板豆腐拌炒，炒香後加入鹽調味起鍋備用。

5 不沾鍋中加入 15g 橄欖油加熱，待油熱後加入香菇絲、牛蒡絲及杏鮑菇絲炒香，接著加入鹽與紅蘿蔔絲拌炒。

6 最後加入醬油、香菇水及味醂以小火煨煮，將水分收乾即可。

7 盛盤時先將糙米醋飯鋪底，放上拌炒的蔬菜料、南瓜豆腐，最後撒上白芝麻（建議可以手工研磨成粉，以促進吸收）、海苔絲裝飾即可。

阿Q說　純素無酒精味醂 DIY：將羅漢果糖 10g、脆梅 2 顆、純水 100g 混合浸泡 1 天以上；或者將羅漢果糖 1/2 杯、水 1/2 杯、米醋 4 小匙、少許鹽混合拌勻，亦可替代味醂。
烤箱如果沒有蒸烤功能，可以在烤箱中放入 1 杯水一起加熱，食材就不會太乾。

Mia說　剛煮熟的米飯其抗性澱粉為 0.64g/100g，烹煮後經 4℃冷卻 24 小時後的冷飯，其抗性澱粉含量增加為 1.65g/100g。所以相較於剛煮熟的米飯，冷卻後復熱的米飯，對於血糖的影響幅度依舊較低。[9]

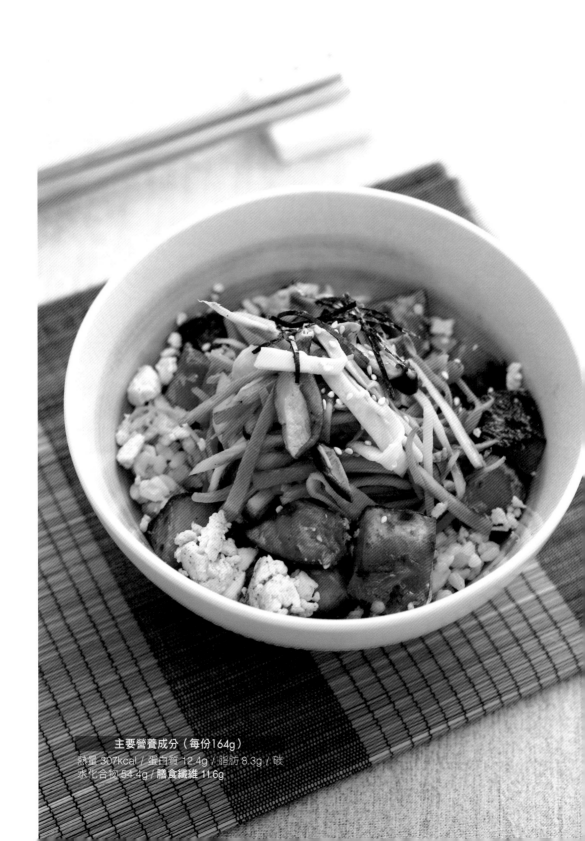

主要營養成分（每份164g）
熱量 307kcal / 蛋白質 12.4g / 脂肪 8.3g / 碳
水化合物 54.4g / 膳食纖維 11.6g

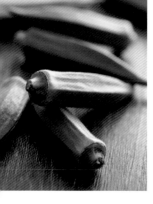

秋葵

秋葵有綠色和少見的紅色（煮熟後呈綠色）二種。每 100g 即含有 3g 的膳食纖維，此外亦富含 β- 胡蘿蔔素、類黃酮、異槲皮素等抗氧化成分。而秋葵所含的「異槲皮素」，除了具抗氧化性，還有調節葡萄糖代謝的作用，扮演著類似 α- 葡萄糖苷酶抑制劑的作用，能抑制酵素，減緩醣類被小腸吸收的速度，可以使血糖升高的幅度以及速度趨緩。但不只是異槲皮素對維持較佳血糖有助益，其他存在於秋葵內其他營養素（鉀、B 群、葉酸、鈣）也各自扮演重要的角色，因此採取完整型態來攝取秋葵，才是最理想的食用方式，而非坊間流傳的喝秋葵水降血糖。

秋葵濃湯

4 人份

材料：
腰果 50g
秋葵 150g
白色山藥 100g
無糖豆漿 200g
無糖純花生醬 50g

調味料：
鹽 5g
羅漢果糖或二砂 2g
白胡椒粉 2g

1 腰果洗淨，以室溫約 30℃的水浸泡 4 小時後，再冷藏浸泡 8 小時以上。

2 山藥洗淨去皮後切小塊，放進微波碗中並加入 50g 的水（份量外），加蓋微波 6 分鐘。

3 將秋葵放進微波碗中，並加入 30g 的水（份量外），加蓋微波 3 分鐘。

4 將花生醬放入調理機打成乳白色後，加入瀝乾的腰果打碎。

5 接著將山藥及秋葵加入調理機中一起打碎，加入無糖豆漿、鹽、糖及胡椒粉拌勻調味，在倒回鍋中加熱即可。

說 如果沒有微波爐，作法 2 也可用電鍋加熱。將山藥連同秋葵一起放入電鍋煮熟（內鍋 1 杯水，外鍋 1 杯水）即可。

說 秋葵所含的這種黏黏滑滑的水溶性膳食纖維，能減少腸道對於碳水化合物的吸收，促進膽酸以及膽鹽排泄，進而降低血中膽固醇，而且這種黏質十分適合料理成濃湯的口感。如果不習慣這種口感卻又想品嘗秋葵的話，也可採用烘烤或炒這種能減低黏性的乾式烹調方式。
食譜中的無糖花生醬也可替換成白芝麻醬。花生醬的蛋白質含量較高一些，白芝麻醬則是鐵質含量較高些。對腰果過敏的人，可換成等量松子、葵花籽或白芝麻，或三者綜合均可。

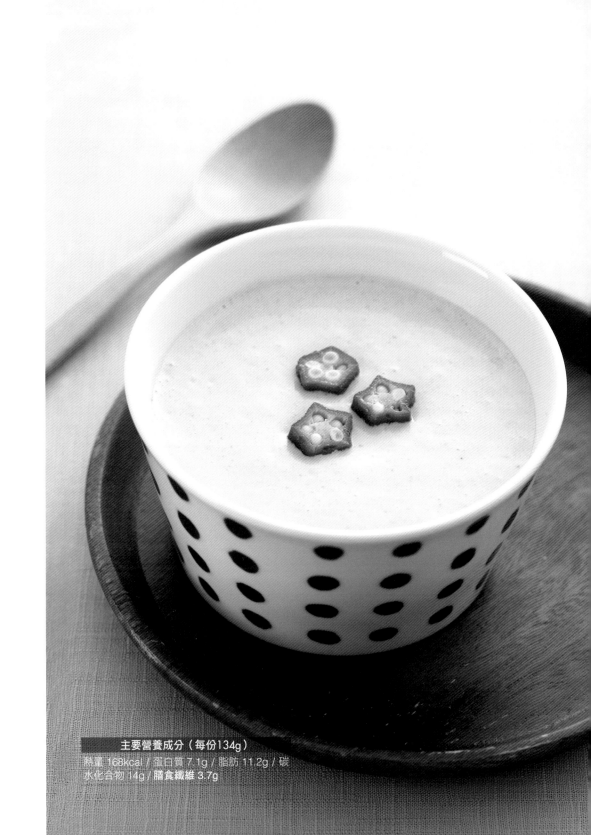

主要營養成分（每份134g）
熱量 168kcal / 蛋白質 7.1g / 脂肪 11.2g / 碳
水化合物 14g / 膳食纖維 3.7g

四季豆鍋餅

4 人份

材料：

亞麻仁籽 15g
熟鷹嘴豆粉 100g
鹽 1g
白胡椒粉 2g
水 200g
初榨橄欖油 10g
四季豆 300g

沾醬：

番茄醬或第戎芥末籽
　醬適量

1　亞麻仁籽先用食物調理機或果汁機打成粉，加入熟鷹嘴豆粉、鹽、胡椒粉及水打成粉漿後，靜置 15 分鐘。

2　不沾鍋加熱，用廚房紙巾沾橄欖油，在不沾鍋內側抹上一層薄油。

3　四季豆洗淨瀝乾後排入鍋中，加入 1 小匙的水（份量外）以中小火煎片刻，接著倒入作法 1 的麵糊，煎至單面上色後（下圖），即可翻面續煎，至兩面都上色後起鍋。

4　食用時可搭配番茄醬或者第戎芥末籽醬。

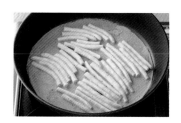

Mia說　每 100g 的四季豆中，其中 1/3 ～ 1/4 為水溶性膳食纖維，有減緩飯後血糖急遽上升的作用。四季豆由於富含葉綠素，使得外表看起來是綠色的，但實際上四季豆也是 β - 胡蘿蔔素、葉黃素、玉米黃素等類胡蘿蔔素的良好來源。
麵糊捨棄精製白麵粉，而改用營養更豐富的鷹嘴豆粉與亞麻仁籽粉，只要再額外搭配一份水果、堅果，就是十分適合作為早餐的營養鍋餅！

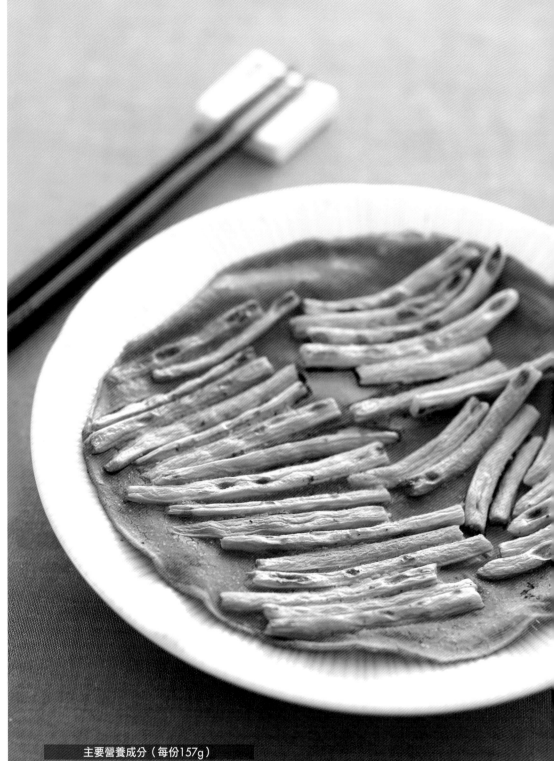

主要營養成分（每份157g）

熱量 146kcal / 蛋白質 7g / 脂肪 5.8g / 碳水
化合物 20.7g / 膳食纖維 5.7g

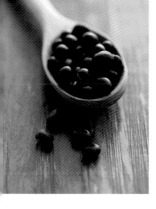

黑豆

黑豆與大豆、毛豆同屬大豆（黃豆）品種，其種皮為黑色而得名。黑豆屬於高生理價蛋白質來源，富含蛋白質及膳食纖維、多種具有抗氧化、降低發炎反應效果的植物多酚，像是花青素、槲皮素、山奈酚等，為營養價值高的植物性蛋白質主要來源之一。

蜜黑豆洋菜凍

10 人份

蜜黑豆材料：
生黑豆 200g
水 1000g
高純度異麥芽寡醣漿 40g
羅漢果糖或黑糖粉 40g
醬油 10g
鹽 1g

洋菜凍材料：
洋菜條 10g
水 1000g
黑糖粉 25g
高純度異麥芽寡醣漿 25g

組合材料：
椰漿 150g
羅漢果糖 8g
檸檬汁或無糖蘋果醋 10g
熟黃豆粉 10g
白芝麻粉 5g

1 製作蜜黑豆。黑豆預先以室溫約 30℃的水浸泡 4 小時後，再冷藏浸泡 14 小時，取出洗淨瀝乾，重新加水 1000g，與寡醣漿、糖、醬油以及鹽放入鍋中煮至水分收乾（下圖）。

2 製作洋菜凍。洋菜條加水 1000g 浸泡 10 分鐘，煮滾後加入糖及寡醣漿拌勻後，倒入平盤中待冷卻，加蓋放入冰箱冷藏。

3 椰漿冰鎮後，加入羅漢果糖打發，再加入檸檬汁拌勻備用。

4 將成型的洋菜凍切小丁，鋪入碗或杯中，再加上蜜黑豆，最後淋上椰漿調味汁、撒上黃豆粉及白芝麻粉裝飾即可。

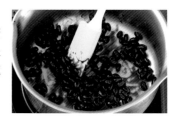

 阿Q說　烹煮蜜黑豆時火源不能大，且要隨時注意是否還有水分適時補水，否則很容易煮焦。建議可使用壓力鍋，以縮短烹煮時間。

 Mia說　提到「膳食纖維」，大部分人腦海中總是浮現蔬菜，但其實各種豆類都含有豐富的膳食纖維。成人每日建議膳食纖維攝取量為 25～35g，而一碗煮熟的黑豆（生豆約 80g），就含有約 17g 的膳食纖維。研究更發現，其中存在於黑豆的膳食纖維以及植物多酚，能減少餐後胰島素濃度，改善胰島素的敏感性 [10]，有血糖控制需求的人，不妨多吃黑豆作為部分的主食來源。

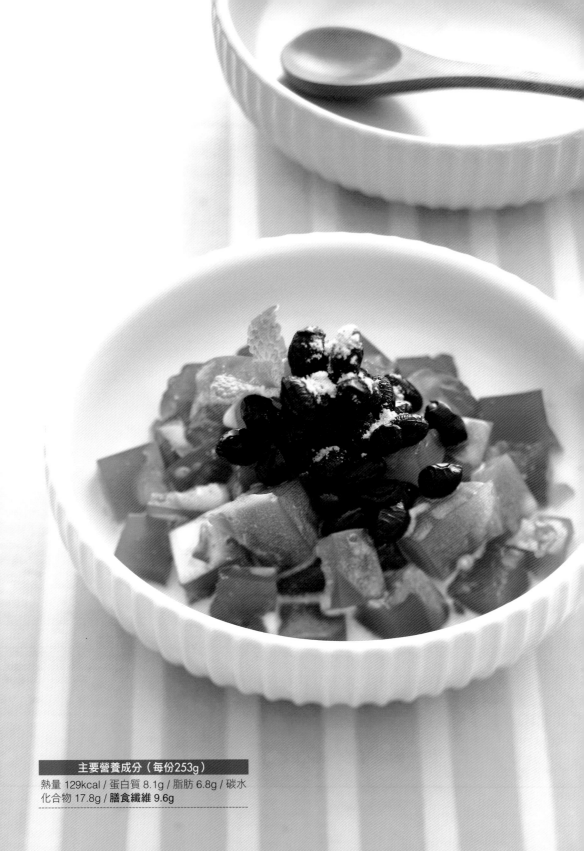

主要營養成分（每份253g）

熱量 129kcal / 蛋白質 8.1g / 脂肪 6.8g / 碳水
化合物 17.8g / **膳食纖維** 9.6g

生長與修復的關鍵

高蛋白
料理

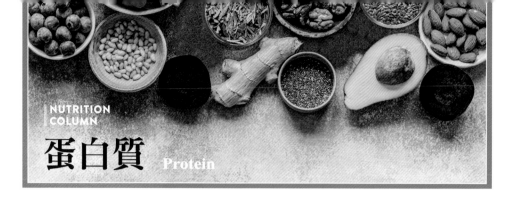

NUTRITION
COLUMN

蛋白質 Protein

蛋白質是三大營養素之一，主要的功能在於建造修補身體組織（骨骼、牙齒、皮膚、韌帶、軟骨、血管、頭髮、指甲、肌肉、器官、神經傳導物質……等），以及製造守護身體健康的各種抗體、建構完善免疫系統與重要的荷爾蒙、運送氧氣的血紅素、協助運送三酸甘油酯以及膽固醇的脂蛋白、運送鐵質的運鐵蛋白、身體水分的平衡、酸鹼緩衝等，以及製作體內上千種化學反應所需的酵素。

當我們吃進含有蛋白質的食物時，身體會將蛋白質一步步拆解成「胺基酸」這種最小的分子，經吸收後再加以利用。無論蛋白質的來源為何，只要進入身體後最後都會分解成胺基酸；接著身體會再度利用這些胺基酸，以各種不同的排列組合，來合成全身上下各處約十萬種以上的蛋白質。

關於食物中的蛋白質，民眾總是被灌輸以下幾種觀念，但事實真是如此嗎？

迷思一 動物性蛋白質比植物性更加優質？

迷思二 植物性蛋白質不完整，一餐中要再搭配肉類等動物性蛋白質，營養才完整？

人體需要 20 種胺基酸，其中有 11 種不需透過食物攝取，人體可自行製造，這些稱為「非必需胺基酸」；而其餘 9 種人體無法自行製造、一定要透過食物取得的，就稱為「必需胺基酸」。

過去數十年來，食品廠商不斷向民眾宣導肉類、蛋、乳品才是營養完整的蛋白質來源，造成根深蒂固的印象。事實上，**動物身上的必需胺基酸也都是經由攝取「植物」，或者藉由掠食其他「攝取植物成長的動物」所得來的。**因此從這點也很容易理解到，**人體當然也可以從「攝取植物」來獲得所需的必需胺基酸。**

如何評定蛋白質的品質好壞

蛋白質品質的好壞，是根據食物所能提供的必需胺基酸比例來評定。

早年在評估蛋白質品質時，是利用實驗室老鼠餵食單一種植物性蛋白質來進行測試。除了物種不同，人類的飲食內容跟實驗室裡的老鼠更是大不相同，因此

當時所得到實驗結論，其實是不具參考價值的。後來，蛋白質品質的評定法也日益進步，**如今採用的是以蛋白質消化率調整後的胺基酸分數（PDCAAS）為評定方式。**這是真正以「人體對胺基酸的需求」來測量蛋白質品質的方法。簡單地說，當 PDCAAS=1（大於 1 時一樣以 1 計算），該蛋白質就屬於優質蛋白質，其所含有的必需胺基酸比例即超過人體需求量。

　　以下是幾種常見食物的 PDCAAS，我們可以發現，植物性蛋白質的黃豆 PDCAAS 高達 0.9 ～ 1，與動物性蛋白質的蛋白質品質幾乎沒有差別。

食物	PDCAAS	食物	PDCAAS
大豆分離蛋白	1	海軍豆	0.66
乳清蛋白	1	綠扁豆	0.63
牛奶	1	豌豆（熟）	0.59
黃豆	0.91	花生	0.52
牛、雞、魚	0.9 ～ 1	白米	0.47
豆腐	0.7	玉米	0.42

　　另外一點則是，黃豆以外的植物性食物 PDCAAS 雖然較低，並不代表這些食物在人體合成蛋白質方面沒有貢獻。如果不是因疾病而有特殊飲食限制的健康人士，仍然可以藉由豐富的飲食搭配，來達到植物性蛋白質互補的作用，這也是飲食中必須富含各種食材的重要性之一。

植物性蛋白質的互補原則

　　食物中胺基酸的組成（含量多寡）會因為不同的植物而有所不同，只要能掌握「互補原則」，就能獲得完整豐富的營養。

穀類＋豆類＝互補絕配

　　最好記也最容易在日常飲食中搭配的，莫過於穀類和豆類這兩種。

　　主食中的穀類（米、麥等）所含的「離胺酸」較少，但卻是「甲硫胺酸」的豐富來源；豆類（扁豆、鷹嘴豆、紅豆、綠豆等）所含的「甲硫胺酸」較少，但卻是離胺酸的豐富來源。**因此將豆類與穀類搭配食用，就能讓這些食物中的胺基酸相輔相成，發揮提升蛋白質品質的互補效果。**

下圖為當白米和鷹嘴豆互相搭配時，各必需胺基酸的互補情況：

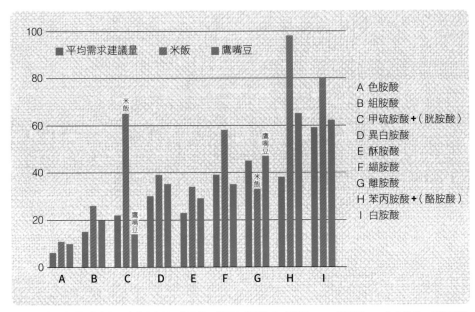

平均需求建議量 ■ 米飯 ■ 鷹嘴豆

A 色胺酸
B 組胺酸
C 甲硫胺酸＋（胱胺酸）
D 異白胺酸
E 酥胺酸
F 纈胺酸
G 離胺酸
H 苯丙胺酸＋（酪胺酸）
I 白胺酸

* 每 1 公克蛋白質提供之必需胺基酸含量，為已修正過蛋白質消化率（米飯 88%、鷹嘴豆 85%）之數值。以衛福部食品藥物管理署台灣食品成分資料庫 2019 版（UPDATE1）計算。

而所謂的「互補」，並不需要在「同一餐」食用，只要在一天內有吃到豆類與穀類，這些胺基酸就可以達到互補作用了。在熱量足夠的前提下，一樣可以提供材料來合成身體所需的蛋白質。[11] 這對於全植物飲食者應該是很容易達到的。我們的傳統飲食中，也經常出現這類的搭配，例如：紫米紅豆粥、綠豆薏仁湯、黃豆糙米飯、花生糙米漿、豆漿燕麥飲、五穀飯配豆腐、豆干等。這些都是「豆」＋「穀」的組合。

素食者的蛋白質攝取原則

豆類是植物性食材的良好蛋白質來源，其中又以大豆家族為大家所熟悉的高生理價高品質蛋白質來源。其蛋白質含量高、脂肪含量相較於非大豆類的其他豆類來得多，但碳水化合物含量則較低。

而透過低層次的加工所成的大豆製品，更可提升其蛋白質吸收率，如：豆漿、豆腐、嫩豆腐、豆包泥、豆乾、豆皮、干絲；或以發酵的方式，如：納豆、天貝、臭豆腐。而除了大家熟悉的黃豆以外，其他大豆家族成員還有外銷年產量破億的台灣之光毛豆，此外黑豆和茶豆（經過育種的 11 號毛豆）也都屬於大豆家族。

下表列舉了一些常見的植物性食物與蛋白質含量表。除了上述提到的穀類與豆類能搭配互補，如果能進一步建立自己對於植物性食物中的蛋白質含量概念，對於補足每日基本所需的建議攝取量上，也會更有幫助。

而表中未列出的綠豆芽、黃豆芽、四季豆、豌豆莢等，雖然名字裡頭有「豆」，但在食物分類上屬於蔬菜類，並非蛋白質主要提供來源。

分類	食物	1 份	提供的蛋白質含量
大豆家族	毛豆仁（熟）	50 公克（約 3 湯匙）	約 7 公克
	黑豆（熟）	50 公克（約 2 湯匙）	
	傳統豆腐	80 公克（約半手掌大）	
	嫩豆腐	140 公克（約半盒）	
	小方豆干	40 公克（1 又 1/3 片，約半手掌大）	
	生豆皮	30 公克（1/2 片，約半手掌大）	
	豆漿	190 毫升（視廠牌而定）	
澱粉豆類 相較大豆家族，它含有較低的脂肪，並提供較高含量的碳水化合物，適合作為主食。	皇帝豆（熟）	80 公克（約 1 碗）	7 公克
	綠豆（熟）	100 公克（約 4 湯匙）	5.9 公克
	紅豆（熟）	70 公克（約 3 湯匙）	5.6 公克
	豌豆仁（熟）	90 公克（約 5 湯匙）	5.5 公克
	花豆（熟）	55 公克（約 3 湯匙）	4.8 公克
油脂豆類 與其他的豆科植物不同，油脂含量高達 40% 左右，其他豆類脂肪含量不到 1% 左右，因此在營養上被歸類在油脂類食物中，但實質上它是豆科植物。	花生仁	13 公克（約 13 粒）	3 公克
	純花生研磨無額外添加油脂的花生醬	10 公克（2 茶匙）	3 公克
堅果種子類	南瓜子	10 公克（1 湯匙）	3 公克
	葵瓜子	10 公克（1 湯匙）	2.2 公克
	美國甜杏仁	10 公克（1 湯匙，約 8～9 顆）	2.2 公克
	黑、白芝麻	10 公克（約 2 茶匙）	2.2 公克
	腰果	11 公克（1 湯匙，約 7～8 顆）	2 公克
	去殼開心果	9 公克（1 湯匙）	2 公克

關於黃豆的兩大飲食迷思

　　黃豆是植物性蛋白質優質的來源，但許多民眾也因為黃豆中含有的普林與大豆異黃酮，而對黃豆有著又愛又怕的心情。

豆類並非導致尿酸升高的罪魁禍首

　　俗稱「富貴病」的痛風，在台灣的罹病人口高達 50 萬多人，罹患率為世界第一。尿酸是普林代謝後產生的物質，當體內的尿酸濃度太高（男性 >7.0 mg/dl；女性 >6.0 mg/dl），即為高尿酸血症，會提升痛風的機率。

　　普林除了從食物攝取以外，人體也會製造尿酸，在正常情況下，尿酸可透過尿液排出。然而大多數的觀念都認為，只要是「高普林」的食物，就是導致尿酸升高的元兇。事實上，**普林的食物來源有動物性與植物性，但這兩種在人體內的代謝途徑卻不同，所以不能光以普林含量，來斷定該食物是否會提升尿酸。**因此，雖然豆類一直在高普林食物中榜上有名，但並非導致尿酸升高的罪魁禍首。

　　諸如帶殼海鮮、肉類，雞皮、啤酒等，這些食物比起黃豆和香菇，更容易使尿酸升高。哈佛大學一項分析了 4 萬多名的男性、長達 12 年的大型追蹤研究也發現，攝取較多肉類與海鮮的人，罹患痛風的風險明顯增加。像是海鮮攝取較多者，就增加了 51% 的痛風風險；但是食用普林含量較高的植物性食物（黃豆、菇類），並沒有提高罹患痛風的風險。[12]

別再讓大豆異黃酮為子宮肌瘤、乳癌背黑鍋

　　大豆異黃酮大致可分為「含醣基大豆異黃酮」和「去醣基大豆異黃酮」兩種。由於大豆異黃酮的化學結構類長得跟人體的雌激素很相似，所以又被稱為「植物性類雌激素」。人體無法直接吸收含醣基的大豆異黃酮，而在大豆中有 97% 的大豆異黃酮都是以這種型態存在，只有少部份透過腸道細菌代謝成「去醣基大豆異黃酮」後，才能被少量吸收。所以**正常、不過量的食用大豆和大豆製品（豆漿、豆腐、豆干……），並不會造成子宮肌瘤問題，**許多研究都顯示大豆食物的攝取量與子宮肌瘤沒有相關性。[13]

　　至於乳癌方面，**大豆異黃酮的結構類似雌激素，在體內會與雌激素受體結合，產生「類似」雌激素的作用，並且具有「雙效調節」的功能。**如果體內雌激素濃度過高，大豆異黃酮會佔據雌激素受體的位置，讓雌激素無法發揮作用，此時它就擔任抑制的角色；反之如果體內的雌激素濃度過低，則會發揮「微弱」的雌激

素作用，大豆異黃酮在受體的作用強度約為雌激素的千分之一。[14]

　　人體內的雌激素受體分為 ER α、ER β 二種，在人體內分布的範圍不同。大豆異黃酮與這二種受體都會結合，但主要是與 ER β 的結合性強、親和性高，相較於分布在乳房為主的 ER α 受體，親和力則很弱。一篇探討 5,000 多名乳癌患者經治療後，在飲食上攝取黃豆對於存活率、復發率的影響，結論顯示**攝取較多大豆食物的患者，反而能降低的癌症病患的死亡率和復發率**。[15]

🍽 天然的全食物比萃取物更好

　　話說如此，**但如果是「大豆異黃酮萃取物」則不建議自行隨意補充，畢竟萃取物與直接攝取大豆的狀況還是不同**。況且直接食用完整的大豆的好處多多，不僅能獲取蛋白質，還有不飽和脂肪酸、卵磷脂、維生素 E、B 群、鐵、膳食纖維、植物化合物……等多種豐富的營養素，且全食物中的成份彼此間有著協同作用。

豆類這樣吃更健康

　　身為優質蛋白質來源的豆類，在提升總體蛋白質、鐵、葉酸、膳食纖維之餘，卻不會大幅增加飽和脂肪以及總脂肪的攝取量；透過豐富種類的豆類搭配各式穀類，更能提升植物性蛋白質品質，**無論是不是素食者，都建議應該多食用豆類。**

　　不過豆類其中所含的寡醣（如：棉籽糖、水蘇糖），由於不容易被人體消化，在腸道經細菌發酵後容易產生較多氣體，這也是使得許多人對於豆類卻步的原因之一。但你知道只需一些小改變，就能改善令人脹氣的問題嗎？

豆類浸泡和催芽，好處多多

　　當我們開始嘗試在日常飲食中增加完整型態的豆類分量時，建議循序漸進的增加，有助於逐漸減緩腸道產氣的不適感；而**經過浸泡與催芽後，也可以減少產氣的寡醣（浸泡 12 小時可減少 50 ～ 74%）**。此外，浸泡和催芽還具有下列好處：可減少植酸、單寧酸等會降低鐵、鋅、鎂、鈣等礦物質的吸收的物質；增加人體對於豆類、穀類、堅果種子中礦物質的吸收；減少凝集素、胰蛋白酶抑制劑等抗營養物質；增加蛋白質以及其他營養素的利用率；縮短加熱、烹調時間；優化質地與口感。食用豆類會產生脹氣問題的朋友，建議一定要試試（催芽作法請見 P.158）。

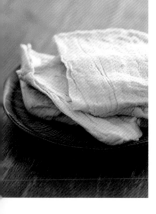

生豆皮（新鮮豆皮）

生豆漿持續加熱 80℃以上，表面會形成一層凝固的蛋白質，用筷子挑起後就是生豆皮。而這層薄膜般的蛋白質，因為油脂含量高，不適合在常溫久放，但如果冷凍或冷藏，則可延長保存期限。生豆皮乾燥後即為「腐皮」，油炸後就成了「炸豆皮」，調製過後再蒸煮則為「豆腱」。

焙啃

6 人份

材料：
生豆皮（非油炸）
　　360g

調味料：
白醬油 60g
高純度異麥芽寡醣漿
　　30g
番茄醬 50g
煙燻紅椒粉 15g
水 80g

1 將全部調味料混合均勻備用。

2 將生豆皮攤平，浸泡在作法 2 的調味汁中 30 分鐘以上。

3 烤箱預熱至 180℃，將豆皮撈起平鋪於不沾烤盤中，烘烤 15～20 分鐘，即為素食版培根。可撒上少許炒熟白芝麻，並搭配生菜食用。

說 如果使用冷凍生豆皮，請先置於冷藏解凍後，將水分擠乾再使用。

說 在裸露環境、室溫下販售的生豆皮，放置超過 4 小時品質即開始劣化。如果生豆皮已經產生酸味，且表面有黏液，表示豆皮已經變質，總生菌數超標，就算燙過熱水依舊有風險，不可繼續食用。

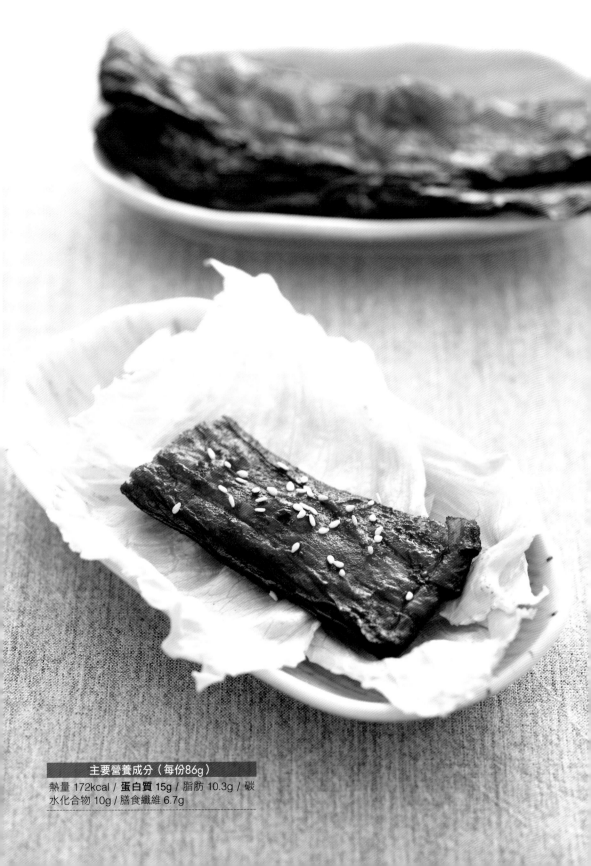

主要營養成分（每份86g）

熱量 172kcal / **蛋白質** 15g / 脂肪 10.3g / 碳水化合物 10g / 膳食纖維 6.7g

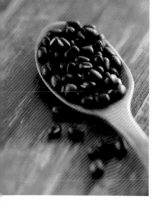

紅豆

紅豆的英文並非 Red Beans，而是 Azuki Beans，在日韓亞洲等地是極受當地歡迎的食材。紅豆不僅低脂肪、高膳食纖維、高蛋白質、高鉀、富含複合性碳水化合物、類黃酮、葉酸、鐵⋯⋯等，有研究更發現紅豆含有 29 種不同的抗氧化物質 [16]，由此可見其在維持或促進健康的有益效果。另一項研究則將紅豆製品納入受試者的飲食當中，發現對於改善第二型糖尿病患者胰島素的敏感性，以及降低體內慢性發炎反應，也都有所幫助。

紅豆的營養價值高，且價格實惠、保存期限長，很推薦作為常備的健康糧食。

辣味紅豆卷

4 人份

材料：
生紅豆 100g
生燕麥粒 40g
大番茄 200g
小黃瓜 200g
九層塔 30g
新鮮或罐頭玉米粒
　　100g
美生菜 200g

調味料：
七味粉 2g
鹽 6g
黑胡椒粉 1g
小茴香粉 1g
高純度異麥芽寡醣漿
　　30g
純素番茄醬 30g

1 紅豆洗淨，以室溫約 30℃的水浸泡 4 小時後，再冷藏浸泡 14 小時以上。取出洗淨瀝乾後放入壓力鍋中，壓力鍋蓋上開大火，計時 15 分鐘，待壓力鍋冒氣時轉小火，至計時器響起時將火關掉，靜置 30 分鐘，開蓋取出放涼。

2 燕麥粒洗淨，以室溫約 30℃的水浸泡 4 小時後，再冷藏浸泡 14 小時以上。取出洗淨瀝乾後放入壓力鍋中，壓力鍋蓋上開大火，計時 30 分鐘，待壓力鍋冒氣時轉小火，至計時器響起時將火關掉，靜置 30 分鐘，開蓋取出放涼。

3 蔬菜洗淨，大番茄、小黃瓜切成小丁，九層塔切碎。

4 將全部調味料拌勻，加入紅豆、燕麥粒、番茄丁、小黃瓜丁、玉米粒及九層塔拌勻。

5 美生菜剝開葉片，將拌好的材料盛入，即可捲起食用。

如果沒有壓力鍋，作法 1 和 2 的紅豆及燕麥可利用電鍋蒸熟。將洗淨瀝乾的紅豆及燕麥一起放入電鍋中煮至熟透即可（內鍋水 1 杯，外鍋水 2 杯）。

可額外淋上檸檬汁、金桔汁，以提升鐵質的吸收率。另外也可一次多泡一些紅豆，再將紅豆瀝乾後分裝冷凍，以便其他料理方便使用。

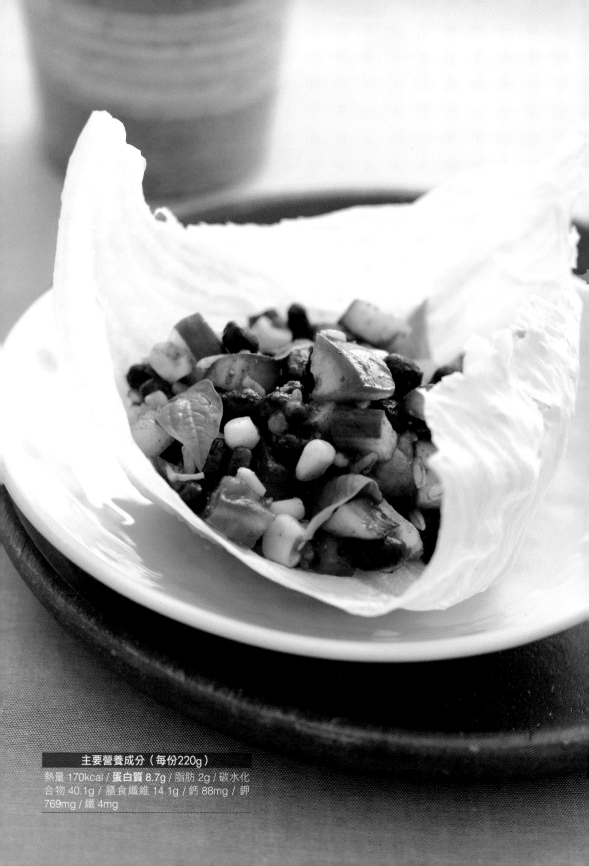

主要營養成分（每份220g）

熱量 170kcal / **蛋白質 8.7g** / 脂肪 2g / 碳水化
合物 40.1g / 膳食纖維 14.1g / 鈣 88mg / 鉀
769mg / 鐵 4mg

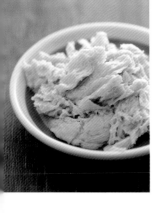

豆包泥

豆包泥又稱豆包漿，具有柔嫩的口感，且風味溫和，適合搭配各種料理運用。其製作過程與生豆皮一樣，二者的差異只在於凝結時間以及水分含量。生豆皮的口感較為厚實，是因為撈起薄膜後放置的凝結時間較長、也因此水分含量較少；而豆包泥則是撈起後馬上裝填包裝，使其在空氣中的凝結時間較短，因此可保有較多的水分。

豆包泥御子燒

6 人份

材料：
豆包泥 400g
熟鷹嘴豆粉 40g
醬油 20g
純素無酒精味醂 15g
薑黃粉 5g
黑胡椒 1g

調味料：
初榨橄欖油 30g
海苔粉 1g
含 B_{12} 無鹽營養酵母粉
　5g

1　將全部材料放入容器中攪拌均勻。

2　準備一只玉子燒不沾鍋，加入橄欖油以小火熱鍋，倒入攪拌均勻的麵糊，以中小火慢煎至定型上色，利用鍋鏟輔助小心翻面（下圖）。

3　翻面後繼續煎至上色至金黃微焦，即可盛入盤中，食用前再撒上海苔粉及營養酵母粉即可。

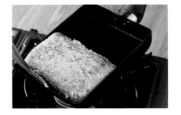

純素無酒精味醂 DIY：將羅漢果糖 10g、脆梅 2 顆、純水 100g 混合浸泡 1 天以上；或者將羅漢果糖 1/2 杯、水 1/2 杯、米醋 4 小匙、少許鹽混合拌勻，亦可替代味醂。

薑黃粉內的重要活性成分「薑黃素」，在人體中的吸收率與生物利用率並不高 [17]，但只要透過胡椒內的生物鹼——胡椒鹼，就能將薑黃素的生物利用率提升 2000% [18]，促進其抗發炎、抗氧化等相關效益。
另外要提醒的是，薑黃粉的染色能力很強，所以攪拌食材用的容器建議使用不鏽鋼盆或玻璃盆，避免使用白色的陶瓷器皿，以免器皿染色。

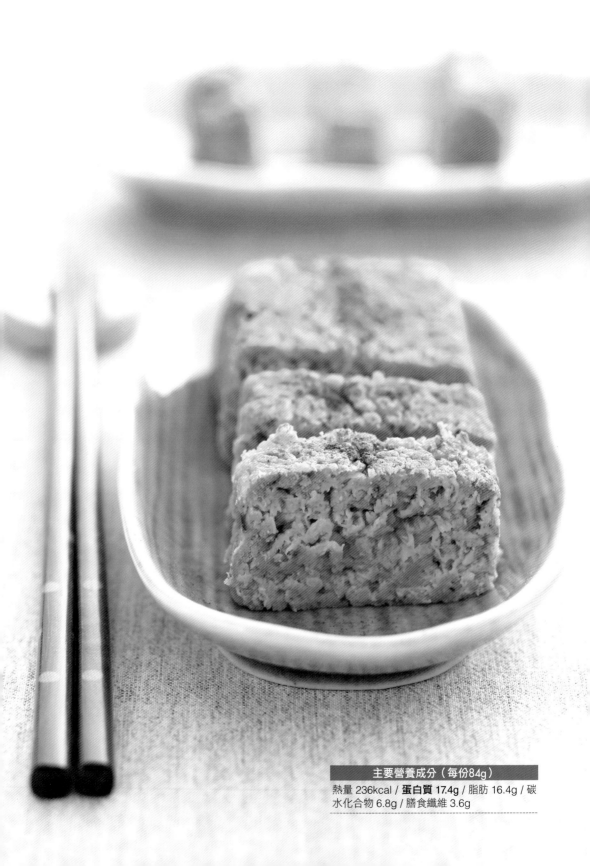

主要營養成分（每份84g）

熱量 236kcal / **蛋白質 17.4g** / 脂肪 16.4g / 碳水化合物 6.8g / 膳食纖維 3.6g

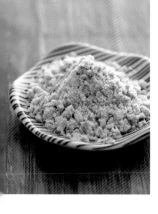

糙米粉

糙米粉，又稱糙米麩，是將整顆糙米熟化後、乾燥磨成細粉而成的製品，不過也有些產品是未經過熟化直接研磨而成。糙米粉可取代平常使用的低筋麵粉，藉此能攝取到較多的膳食纖維、維生素、礦物質，其特殊的香氣，也能賦予料理更為獨特的美味。但由於糙米粉是以整粒研磨，包含了油脂含量高的胚芽，所以較容易氧化。建議開封後要盡快使用完畢，並且放入密封容器中冷藏保存。

綠豆可樂餅

6 人份

材料：
生綠豆 150g
馬鈴薯 300g
豆薯 100g
腰果 50g
紅蘿蔔 100g
芹菜 30g

麵衣：
糙米粉 40g
水 50g
麵包粉 50g

調味料：
研磨黑胡椒 5g
鹽 6g
百里香香料 1g

1 綠豆洗淨，以室溫約 30℃的水浸泡 4 小時後，冷藏浸泡 6 小時。再次洗淨瀝乾後，以綠豆 1：水 2 的比例，放入壓力鍋煮 30 分鐘。煮好起鍋後，將水分晾乾。

2 蔬菜洗淨；馬鈴薯去皮切塊，以滾水煮 15 分鐘至鬆軟即可撈起瀝乾；豆薯切成 1cm 小丁，腰果切成 0.3cm 小粒備用。

3 紅蘿蔔及芹菜切成 1cm 小丁，放入滾水煮熟後撈起瀝乾。

4 將煮熟的綠豆、馬鈴薯搗成泥，加入腰果及全部調味料拌勻，再加入紅蘿蔔丁、豆薯丁、芹菜丁拌勻，分成每 100g 一球。

5 糙米粉與水調和，麵包粉鋪在另一淺盤中，將可樂餅球壓扁，雙面先沾滿糙米麵糊（圖 1），再沾壓一層麵包粉（圖 2）。

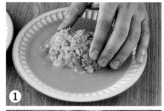

6 放入預熱至 165℃的烤箱中烤 10 分鐘後，翻面續烤 5 分鐘至上色即可。

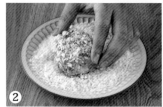

 如果沒有壓力鍋，作法 1 的綠豆可以用電鍋蒸熟。將綠豆 1：水 2 的比例放入電鍋中（外鍋水 2 杯），煮至熟透即可。

 許多具高生物活性的物質都存在於馬鈴薯皮中。馬鈴薯皮也是酚類化合物的重要來源，幾乎 50% 的酚類都位於果皮和靠近表皮的組織。[19] 如果不介意馬鈴薯皮的口感，建議保留皮一起烹調，或者也可選用薄皮的品種，讓你享用美食之餘還能獲得更多的營養。

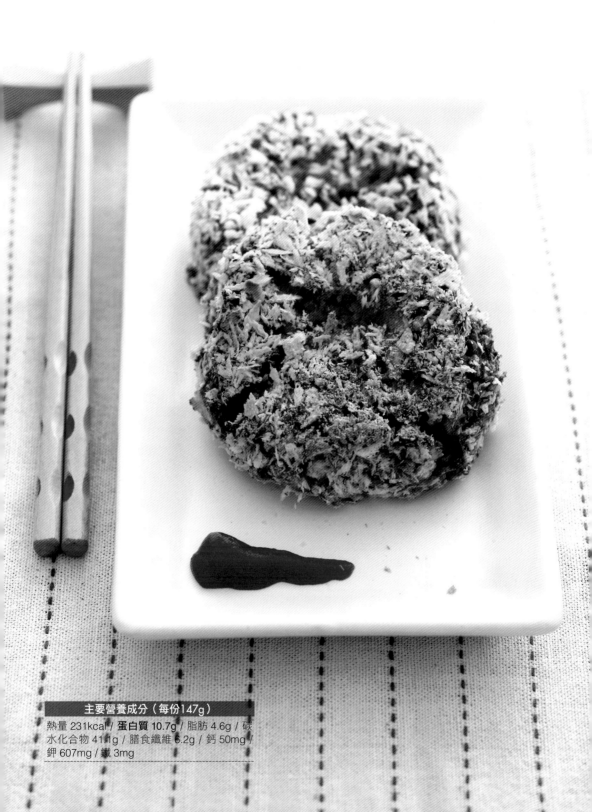

主要營養成分（每份147g）

熱量 231kcal / **蛋白質** 10.7g / 脂肪 4.6g / 碳水化合物 41.1g / 膳食纖維 6.2g / 鈣 50mg / 鉀 607mg / 鐵 3mg

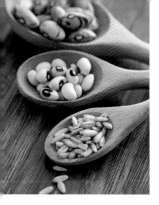

豆類與燕麥

一項追蹤 1000 多人的研究發現，經常攝取豆類的人，相較於未攝取者，腹部脂肪增加的機率降低了 23%、肥胖機率也降低了 22%。[20] 豆類是酵素輔酶「鉬」的良好來源。人體內的鉬可避免亞硫酸鹽（存在於天然食物中，也有作為食品防腐劑）在體內堆積，而部分嚴重缺鉬（但很少見）的人，可能會引起諸如呼吸困難、腹瀉、頭痛、心跳加速等過敏反應。[21]

整顆的燕麥粒與壓成片狀的燕麥片營養素差異不大，但燕麥顆粒因為消化速度較慢，GI 值較低，兩者對餐後血糖的影響因而有所不同。許多研究都表示，燕麥中的 β- 葡聚醣可減緩消化速度、增加飽足感、減少食欲、降低血膽固醇，並減少罹患心血管疾病的風險因子。

互助五目豆

4 人份

材料：
生米豆 60g
生花豆 60g
生燕麥粒 40g
乾香菇 50g
乾昆布 20g
冷開水 500g
紅蘿蔔 150g
牛蒡 100g
梅子肉 40g
蒟蒻 150g
初榨橄欖油 5g

調味料：
高純度異麥芽寡醣漿 45g
白醬油 45g
純素無酒精味醂 15g
白味噌 15g

1　將米豆、花豆及燕麥粒洗淨，以室溫約 30℃的水浸泡 4 小時後，再冷藏浸泡 14 小時以上，取出洗淨瀝乾；香菇及昆布一起以 500g 冷開水浸泡，浸泡水留著備用。

2　蔬菜洗淨；紅蘿蔔、牛蒡、香菇、梅子肉、蒟蒻及昆布切小丁；蒟蒻過熱水去味備用。

3　將全部調味料與香菇水混合均勻。

4　將壓力鍋加熱，抹上一層薄薄的橄欖油，放入香菇丁及牛蒡丁爆香。

5　待香菇上色後，加入豆類、燕麥粒以及其他材料，以及調勻的調味料拌勻。

6　壓力鍋蓋上開大火，計時 30 分鐘，待壓力鍋冒氣時轉小火，時間到時即熄火。

7　靜置 30 分鐘後開蓋拌勻，盛起後放涼即可放入冰箱冷藏。

　純素無酒精味醂 DIY：將羅漢果糖 10g、脆梅 2 顆、純水 100g 混合浸泡 1 天以上；或者將羅漢果糖 1/2 杯、水 1/2 杯、米醋 4 小匙、少許鹽混合拌勻，亦可替代味醂。如果家中沒有壓力鍋，也可利用電鍋烹調：作法 4～5 改在鍋中爆香拌炒，接著盛入電鍋內鍋，外鍋加水 3～4 杯，蒸煮約 1 小時，待電鍋跳起再燜 30 分鐘即可。

　這道菜是專門設計適合冷藏在冰箱作為常備菜的料理。食材中含有豆類與穀類，可同時攝取到人體所需的所有必需胺基酸。生活較為忙碌時，可簡單準備 1 份水果、1 份堅果，就是簡單又營養的餐點，如果心有餘力能再準備一份青菜就更棒了！

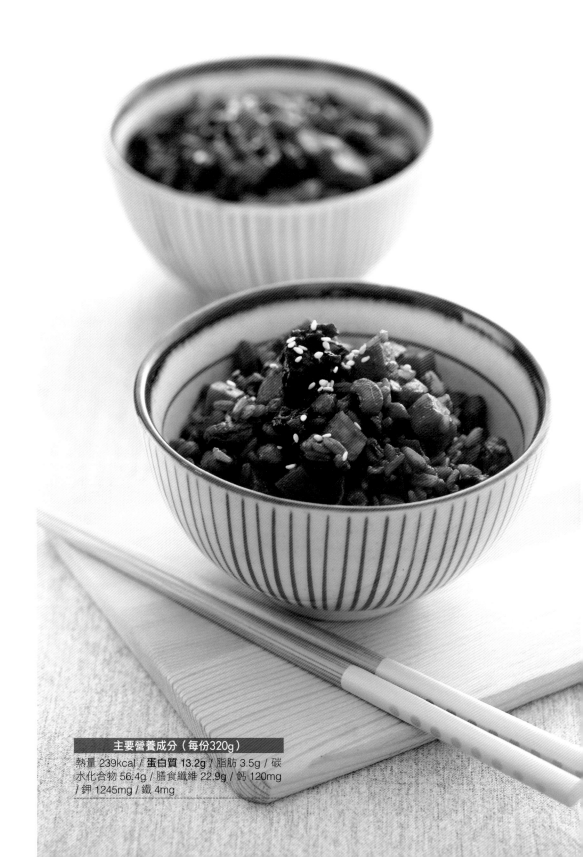

主要營養成分（每份320g）

熱量 239kcal / **蛋白質 13.2g** / 脂肪 3.5g / 碳
水化合物 56.4g / 膳食纖維 22.9g / 鈣 120mg
/ 鉀 1245mg / 鐵 4mg

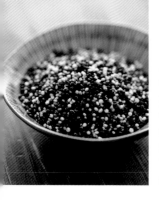

三色藜麥

藜麥自過去 5000 ～ 7000 年以來一直栽種至今，這種古老的食物，因為其特別的營養素組成，因而被稱之為「類穀物」。藜麥和甜菜、菠菜都屬於藜科，其營養價值比起傳統的穀物更高。根據聯合國糧食及農業組織（FAO）、世界衛生組織（WHO）、聯合國大學（UNU）表示，藜麥中的蛋白質能提供成人所需足量的必需胺基酸，其膳食纖維、維生素、礦物質、類黃酮、抗氧化物質也十分出色；而且它還有易熟的好處，煮約 15 ～ 20 分鐘就熟了，十分適合替換部分傳統穀物作為主食來源。

藜麥蔬菜湯

3 人份

材料：
生三色藜麥 100g
紅蘿蔔 100g
白蘿蔔 100g
西洋芹 50g
大番茄 200g
九層塔 30g
無五辛咖哩粉 10g
初榨橄欖油 15g
去皮番茄泥罐頭
　　300g
冷凍或罐頭玉米粒
　　100g
水 800g

調味料：
二砂（或異麥芽
　　寡醣漿）15g
鹽 6g
研磨黑胡椒 5g

1. 藜麥放在細目篩網中洗淨瀝乾；蔬菜洗淨；紅、白蘿蔔、西洋芹、番茄切成小丁，九層塔切絲。

2. 準備一個湯鍋，鍋底擦乾先用小火乾炒咖哩粉，至香氣散出後將咖哩粉盛出備用。

3. 湯鍋中放入橄欖油，以中火爆香西洋芹丁、紅蘿蔔丁及番茄丁，將香氣炒出，再加入罐頭番茄泥拌炒均勻。

4. 接著加入三色藜麥、玉米粒、白蘿蔔丁、水，以小火煮至白蘿蔔熟透，再加入調味料拌勻調味，最後撒上九層塔絲即可。

藜麥的穀皮帶有含苦味的皂素，使用冷水簡單沖洗就可去除，但不建議長時間浸泡，這樣反而會讓皂素沉積到種子內部。
藜麥煮熟後除了體積膨脹，看起來就像是長了白色的捲曲小尾巴。別緊張，這並不是長蟲。大部分穀類的胚芽位於穀粒裡，煮熟後胚芽雖然會裂開（例如：米），但依舊存在於穀粒中；而藜麥的胚芽則是圍繞在穀粒外頭，煮熟後胚芽就跑出來了。國外曾有民眾吃下後以前自己長了寄生蟲而跑去醫院，殊不知那只是沒有消化完的藜麥胚芽。

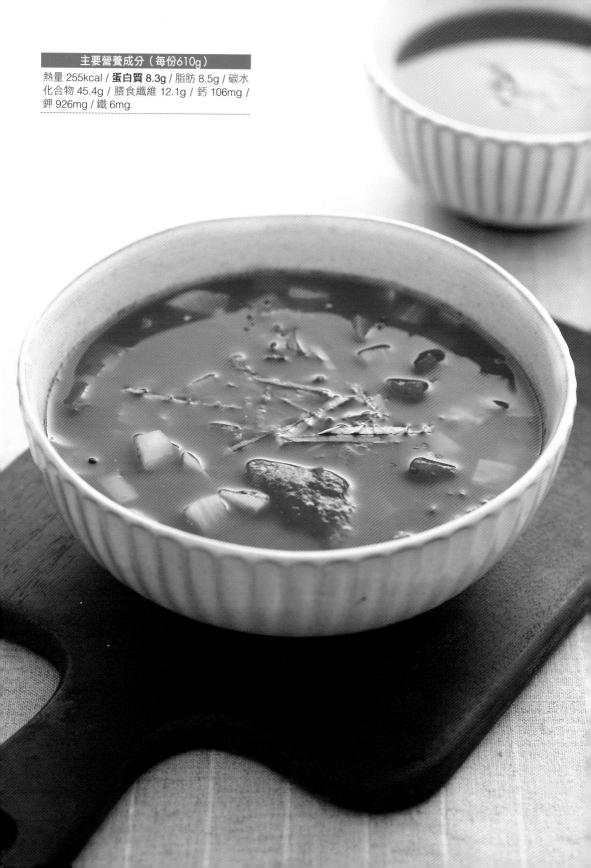

主要營養成分（每份610g）

熱量 255kcal / **蛋白質 8.3g** / 脂肪 8.5g / 碳水
化合物 45.4g / 膳食纖維 12.1g / 鈣 106mg /
鉀 926mg / 鐵 6mg

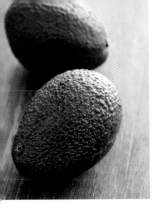

酪梨

酪梨被金氏世界紀錄列為最營養的水果，富含單元不飽和脂肪酸、類胡蘿蔔素、葉酸、B群、C、E、K、鉀、鎂、銅、鐵、鋅、膳食纖維、植物多酚、植物固醇……等多種營養素。[22]

雖然酪梨脂肪含量高（80% 的熱量都來自脂肪），但即便如此，在針對高血脂人群的臨床實驗中，富含酪梨的飲食可降低 LDL- 膽固醇，且能在不增加三酸甘油酯或不降低 HDL- 膽固醇的情況下，改善血脂問題，還能增加較長時間飽足感，無怪乎備受推崇。

微愉三明治

2 人份

三明治夾層：
全麥吐司 100g
（約 4 片）
大番茄 50g
美生菜 30g

餡料：
皇帝豆 200g
毛豆仁 200g
西洋芹 200g
初榨橄欖油 5g
酪梨 150g
九層塔 50g
葵花籽 50g
罐頭玉米粒 70g
研磨黑胡椒 2g

調味醬汁：
純素凱薩芥末醬 50g
（作法見 P.171）

1 蔬菜洗淨；將皇帝豆放入電鍋中（內鍋 1/2 杯水，外鍋 1 杯水）煮熟，取出放涼備用。

2 毛豆仁放入滾水中燙熟即可；西洋芹切小丁，入鍋用橄欖油炒香後，取出放涼備用。

3 酪梨去皮去核切成 3cm 塊狀，九層塔切粗絲，大番茄切 0.3cm 厚圓片，美生菜剝開葉片。

4 將皇帝豆搗碎並加入毛豆仁、炒香的西洋芹丁、九層塔絲、葵花籽、玉米粒、黑胡椒拌勻（下圖）。

5 接著加入凱薩芥末醬再次拌勻，最後放入酪梨塊拌勻即為餡料，盡量保持酪梨顆粒口感較佳。

6 全麥吐司烤熱，如喜歡重口味，可再抹一次凱薩芥末醬。

7 在吐司上依序鋪上美生菜、餡料、番茄片，最後再蓋上 1 片吐司即完成。

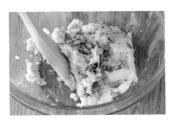

 酪梨也可以壓成泥作為麵包抹醬使用。冬季時，亦可用芋頭泥替代酪梨泥。

 如何冷凍保存新鮮的皇帝豆：以滾水快速殺菁 1～2 分鐘後，立刻浸泡冰水降溫瀝乾，再密封冷凍即可。此法除了方便保存，在冰晶形成的過程中，皇帝豆會產生濃縮作用，可促進部分酵素反應使得維生素和色素被分解。利用快速殺菁使酵素失去活性，可說是一舉兩得。

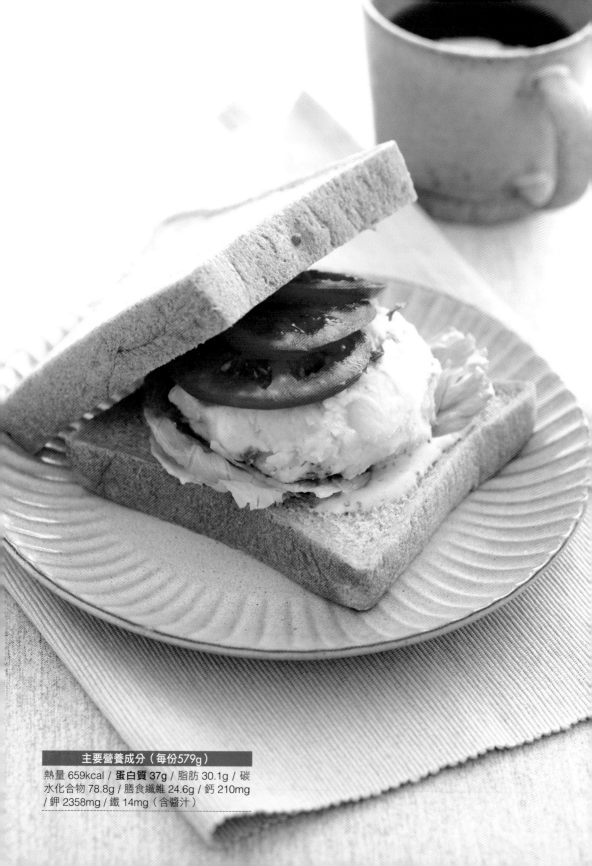

主要營養成分（每份579g）

熱量 659kcal / **蛋白質 37g** / 脂肪 30.1g / 碳
水化合物 78.8g / 膳食纖維 24.6g / 鈣 210mg
/ 鉀 2358mg / 鐵 14mg（含醬汁）

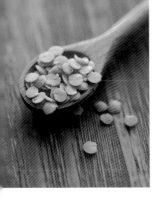

紅扁豆

考古學發現在公元前 9200 年至 7500 年，已有野生扁豆種子的蹤跡。相較於花生和黃豆，扁豆的致敏性更低，半杯煮熟的紅扁豆，即含有 10g 的蛋白質、6.8g 的膳食纖維、1.7mg 的鐵，且脂肪含量低。而扁豆除了纖維含量高，還含有一些能抑制 α- 澱粉酶、α- 葡萄糖苷酶的天然成分，因此能減緩整體碳水化合物的吸收，與其他豆類一樣有助於血糖控制，能顯著降低空腹血糖、胰島素和糖化血色素，很適合有血糖控制需求的人作為主食來源。

扁豆栗子燒

10 人份

材料：
生紅扁豆 250g
洋菜條 2g
泡洋菜用冷開水
　　200g
高純度異麥芽寡醣漿
　　60g
市售真空包裝的
　　無殼熟栗子 150g

1 扁豆洗淨後加水 600g（份量外），以大火煮熟，取出放涼後壓成泥。

2 將洋菜條放入 200g 冷開水中浸泡一陣子，煮開至溶化後加入寡醣漿拌勻。

3 將洋菜水加入扁豆泥中拌勻。

4 將洋菜扁豆泥分成 10 等分，搓成小圓球狀放在烘焙紙或乾淨手帕上，壓入 1 顆栗子（圖 1），扭成茶巾包狀即可（圖 2）。

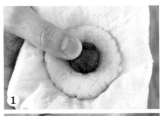
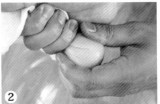

Mia說　這道甜點很適合作為增加鐵質及蛋白質來源的常備小點心。食用時建議再搭配 1 份富含維生素 C 的水果，以提升非血基質鐵的吸收；並且要記得避免與咖啡、茶、可可等飲品一同食用，以免降低鐵質的吸收率。

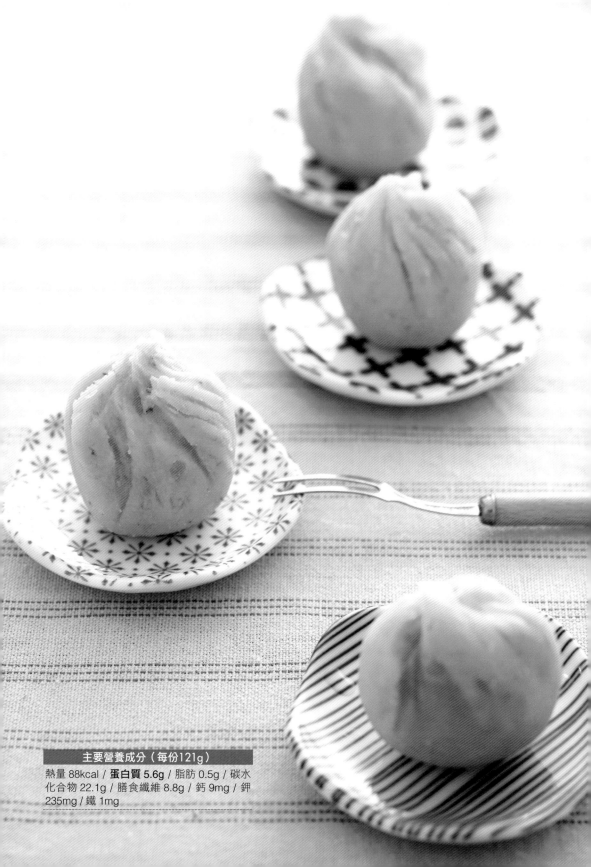

主要營養成分（每份121g）

熱量 88kcal / **蛋白質 5.6g** / 脂肪 0.5g / 碳水
化合物 22.1g / 膳食纖維 8.8g / 鈣 9mg / 鉀
235mg / 鐵 1mg

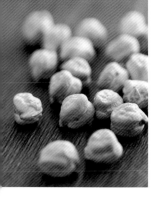

鷹嘴豆

鷹嘴豆經人工培育長達 9000 年，豆類（大豆除外）油脂含量多為 1～2%，鷹嘴豆其油脂含量則略高於其他非大豆類，油脂含量約為種子重量的 5%，此外其富含蛋白質、膳食纖維、微量元素……等。在料理運用的範圍十分廣泛，舉凡燉煮、醬料、甜點、沙拉、烘烤、烘焙食品都適合，也能研磨成鷹嘴豆粉，這是許多麩質過敏者的麵粉替換品首選，也是增加飲食多樣性的一種好方法。鷹嘴豆粉的蛋白質和纖維與全麥麵粉含量相當，蛋白質與纖維則比糙米粉高出 1 倍。

鷹嘴豆能量棒

10 人份

材料：
熟鷹嘴豆 250g
花生粒 50g
杏仁粒 50g
85% 黑巧克力
　　（不含牛奶）200g
鹽 1g
薑黃粉 5g
研磨黑胡椒 1g
無糖糙米米香粒
　　100g

1 將鷹嘴豆按自己喜好的方式煮熟（電鍋、電子鍋、壓力鍋煮法，請見 P.159）。如使用罐頭鷹嘴豆，請泡過熱水瀝乾後再使用。

2 烤箱預熱至 145℃，將鷹嘴豆、花生、杏仁排入烤盤，烘烤 30 分鐘至脆。

3 黑巧克力隔水加熱至融化後（圖 1），加入鹽、薑黃粉與黑胡椒調味拌勻。

4 將烤好的鷹嘴豆、花生、杏仁倒入巧克力液中拌勻，再加入糙米米香粒拌勻。

5 倒入鋪好烘焙紙的平盤中抹平（圖 2），約 2～3cm 高度，蓋上保鮮膜冷藏，約 30 分鐘後取出切成條狀即完成。

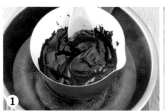

1

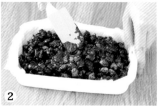

2

Mia說　製作巧克力的原料「可可豆」，含有咖啡因及可可鹼。可可鹼是一種效果略低於咖啡因的中樞神經系統興奮劑，可增加心跳及擴張血管、放鬆支氣管、刺激胃酸分泌，且具有利尿作用。

人類可迅速代謝可可鹼，但對於部分動物（例如貓、狗）則幾乎無法代謝，假如誤食且量大，可能會因累積產生毒性而致命。家中有貓狗寵物的人，須特別留意，以免誤食。

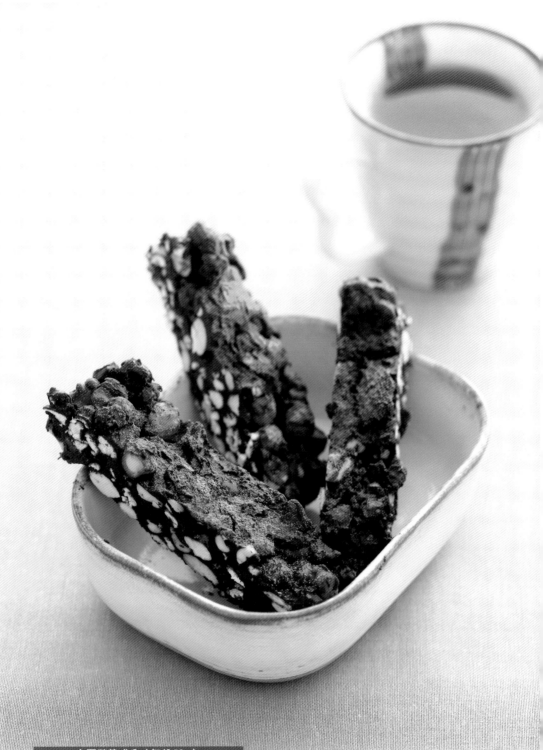

主要營養成分（每份53g）

熱量 215kcal / **蛋白質** 7g / 脂肪 14.5g / 碳水
化合物 18g / 膳食纖維 5.1g / 鈣 45mg / 鉀
401mg / 鐵 4mg

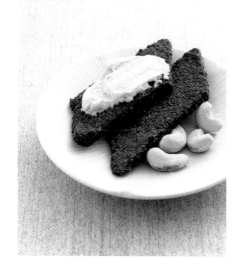

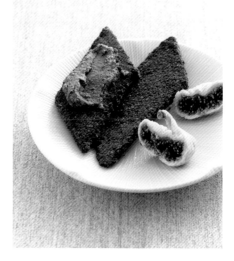

啟司抹醬 　　10 人份

板豆腐（傳統豆腐）400g、生腰果 100g、檸檬汁 25g、含 B_{12} 無鹽營養酵母粉 15g、高純度異麥芽寡醣漿 10g、黑鹽 5g

腰果以 600W 微波加熱 2 分鐘取出；板豆腐以 600W 微波加熱 2 分鐘後取出瀝乾；腰果放入調理機打成腰果醬後，加入其他材料打勻即完成。

Mia說　異麥芽寡醣漿也可換成羅漢果糖漿（Monk Fruit Syrup）或雪蓮果糖漿（Yacon Syrup）。
以乾淨食器挖取，冷藏約可保存 7 天；冷凍可延長保存期限，但解凍後質地會變差一些。其他三款抹醬均同。
建議搭配原味、杏仁、海苔亞麻仁脆片以及本書中的各式捲餅，或作為三明治內餡醬料。

主要營養成分（每份56g）
熱量 97kcal / **蛋白質 6.1g** / 脂肪 6g / 碳水化合物 6.9g / 膳食纖維 1.6g / 鈣 10mg / 鉀 146mg / 鐵 1mg

黑芝麻無花果抹醬 　　10 人份

板豆腐（傳統豆腐）400g、無糖黑芝麻醬 100g、高純度異麥芽寡醣漿 50g、無花果乾 100g、鹽 0.5g

無花果乾泡熱水至軟後瀝乾；板豆腐放入微波爐以 600W 加熱 3 分鐘後取出瀝乾；接著將所有材料放入調理機打勻即可。

阿Q說　無花果乾建議先泡熱水軟化，瀝乾後稍作切丁，較容易攪打均勻。

主要營養成分（每份65g）
熱量 136kcal / **蛋白質 4.8g** / 脂肪 7.5g / 碳水化合物 16.6g / 膳食纖維 5.6g / 鈣 112mg / 鉀 132mg / 鐵 1mg

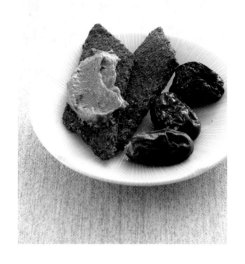

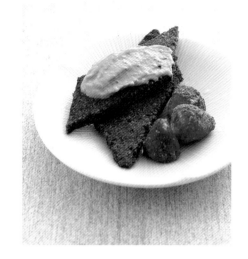

三棗抹醬　　　　5人份

三棗醬 100g（見 P.128）、嫩豆腐 300g、椰漿 5g、鹽 0.5g

將所有材料放入果汁機或食物調理機中攪打至均勻滑順，即可倒入容器中冷藏後食用，冷凍則可當作冰淇淋食用。

Mia說　椰漿是為了增加抹醬稠度，亦可省略不加。
建議搭配原味、杏仁、肉桂薑黃亞麻仁脆片，以及黑芝麻鬆餅、紅豆核棗糕一同食用，可增加鐵質吸收率，並增添口感及風味。

莓果抹醬　　　　10人份

嫩豆腐 300g、冷凍乾燥非油炸草莓果乾 50g、高純度異麥芽寡醣漿 15g、無糖蘋果醋或檸檬汁 5g、椰漿 5g、鹽 0.5g

將所有材料放入果汁機或食物調理機中攪打至均勻滑順，即可倒入容器中冷藏後食用，冷凍則可當作冰淇淋食用。

Mia說　椰漿是為了增加抹醬稠度，亦可省略不加。
亦可使用冷凍的生鮮莓果來製作，草莓也可換成藍莓、黑莓或蔓越莓。建議搭配原味、杏仁亞麻仁脆片，以及黑芝麻鬆餅、紅豆核棗糕一起食用，可增加鐵質吸收率。

主要營養成分（每份79g）
熱量 51kcal / **蛋白質 3.2g** / 脂肪 1.8g / 碳水化合物 6.3g / 膳食纖維 1g

主要營養成分（每份76g）
熱量 66kcal / **蛋白質 3.4g** / 脂肪 2g / 碳水化合物 12.2g / 膳食纖維 3.6g / 鈣 20mg / 鉀 103mg / 鐵 1mg

Chapter 3

聰明吃好油
必需脂肪酸
優選料理

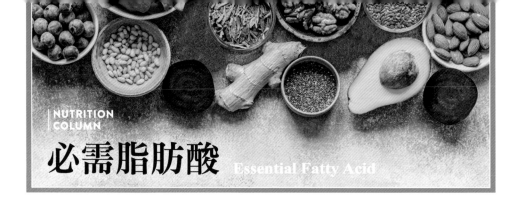

必需脂肪酸 Essential Fatty Acid

人體需要從含有脂肪的食物中獲得必需脂肪酸，其對於正常的生長發育與修復，扮演重要的角色（詳見右表）。但其中更重要的一點——脂肪酸是構成細胞膜的重要材料，人體有近 60 兆個細胞與組織，都少不了脂肪酸。既然脂肪對人體健康如此重要，為什麼大多數人一提到飲食中的脂肪時，總是避之唯恐不及？

迷思 **吃油就會變胖，所以吃得越少越好？**

脂肪每公克提供 9 大卡的熱量，相較於蛋白質、碳水化合物每公克提供 4 大卡的熱量高出兩倍，因而直觀認為把脂肪攝取量減少，能達到降低總熱量的攝取。但即使把油脂攝取量壓到很低，但是總體飲食的熱量超過身體所需的時候，過多的熱量還是會以脂肪形式儲存在體內而日益肥胖，而且**許多低脂的超加工食品為了口感，反而會添加更多的糖來調味，熱量也不見得比較低，所以不能單以每公克熱量來作為飲食判斷的依據。**

脂肪酸的家族成員

若將脂肪酸依照飽和度來分類，可分為「飽和脂肪酸」、「單元不飽和脂肪酸」和「多元不飽和脂肪酸」，其中多元不飽和脂肪酸又分為 Omega-3、Omega-6、Omega-9 三大家族。而有二種人體無法自行合成、須透過食物獲得的必需脂肪酸，為 Omega-3 家族的 α - 次亞麻油酸（α-Linolenic Acid，簡稱 ALA），以及 Omega-6 家族的亞麻油酸（Linoleic Acid，簡稱 LA）。

而 Omega-3 與 Omega-6 也是合成二十碳酸的前驅物質。二十碳酸具有類似荷爾蒙的作用，在人體的所有器官組織皆存在，**它可廣泛調節生理功能，像是血壓、免疫反應、發炎反應的促進或是抑制、血小板凝集等，對人體有著龐大的影響力，由此也可見脂肪酸對於健康的重要性。**

人體可經酵素作用，將從飲食中獲得的 ALA 與 LA 合成為其他碳鏈更長的多元不飽和脂肪酸，如：同為 Omega-3 家族的 EPA 與 DHA，可以透過 ALA 合成；而同為 Omega-6 家族的 AA 以及 GLA，則可透過 LA 合成。

由下表可知，要維持良好的健康狀態，除了需要 ALA 以外，同屬於 Omega-3 家族的 EPA 和 DHA 也是不可或缺的。

	分類	主要的植物性食物來源	重要功能
Omega-3 家族	ALA（次亞麻油酸）	亞麻仁籽（油）、核桃（油）、印加果（油）、奇亞籽油、紫蘇籽油、芥花油（少量）。	對於認知、行為功能、情緒、血液循環、減少發炎反應、皮膚和心血管的健康具有重要作用。也是大腦、神經系統、視網膜的細胞膜主要結構成分，對免疫反應、凝血功能、大腦、神經系統、視網膜等正常運作等扮演重要功能，特別是 DHA 對於胎兒以及新生兒，大腦和神經系統的發育十分重要。
	SDA（十八碳四烯酸）	黑醋栗（黑加侖）油、藍薊油。	
	EPA（二十碳五烯酸）可透過 ALA 合成，或從飲食中攝取。	微藻、藻油、海帶（微量），此外幾乎不存在於其他植物性飲食中。	
	DHA（二十二碳六烯酸）可透過 ALA 合成，或從飲食中攝取。	微藻、藻油，此外幾乎不存在於其他植物性飲食中。	
Omega-6 家族	LA（亞麻油酸）	堅果種子、穀類，以及利用這些食物製成的液體油品，如葵花油、玉米油、葡萄籽油、大豆油、芝麻油、花生油等。	對於正常的生長發育是必要的，有助於維持正常的生殖系統、正常發炎反應，以及皮膚、頭髮的健康等。
	GLA（γ - 次亞麻油酸）	黑醋栗（黑加侖）油、琉璃苣油。	
	AA（花生四烯酸）	主要存在於各種肉類、內臟、家禽、蛋類、海鮮，無植物性來源。	

ALA、EPA、DHA 的關係與轉換率

當身體攝取足夠的 ALA，經過酵素的多重作用後，便能將 ALA 轉換為 EPA 和 DHA。但是 ALA 轉到 EPA、DHA 的轉換率效率不佳，平均只有 5% 的 ALA 可轉換成 EPA，少於 0.5% 轉成 DHA，然而亦有部分研究觀察到，育齡婦女[1] 可以達到較高的轉換率。平均轉換率為：ALA → EPA（0.3 ～ 21%），EPA → DHA（0 ～ 9%）。

---

1 指 15 ～ 49 歲處於生育年齡的女性，簡稱育齡婦女。

影響 ALA 轉換率的因素

除了 ALA 本身轉換為 EPA、DHA 的轉換率偏低，Omega-6 家族的亞麻油酸（LA）還會跟 ALA 競爭同一種酵素；因此**當 LA 攝取過多時**，酵素被過量的 LA 拿走，也**會減少將 ALA 轉換成 EPA、DHA 的機會**。

而處於育齡的健康女性因為受到雌激素的影響，飲食中約 21% 的 ALA 會轉換成 EPA，9% 轉換為 DHA。**然而即使不是女性，或非處於育齡階段，依舊可以透過提升 ALA 的攝取、降低 LA 的攝取，來提升體內 EPA、DHA 的轉換率。**

Omega-3 家族	年輕健康 育齡女性 的轉換率	一般人 轉換率 平均值
ALA → EPA	21%	5%
ALA → DHA	9%	0.5%

* 資料來源：Burdge GC, Wootton SA. Conversion of α-linolenic acid to eicosapentaenoic, docosapentaenoic and docosahexaenoic acids in young women. Br J Nutr. 2002;88(4):411-420

而除了女性處於育齡期會對轉換率造成大幅的影響，以下因素也都會影響轉換率，建議大家盡可能減少會降低轉換率的行為與飲食。

- 飲食中如有 SDA 直接來源，轉換率較高
- 性別，女性在育齡的轉換率較高。
- 飲食中的亞麻油酸（LA）攝取過高，會降低 40 ~ 60% 轉換率。
- 營養狀態差，例如缺乏蛋白質、菸鹼酸、B_6、C、鋅、鎂，都會降低轉換率。
- 相較於低脂肪飲食模式（脂肪佔總熱量 20%），較高脂肪比例（45%）的飲食會減少轉換率。
- 飲食中是否有直接的 DHA 來源（如：海藻油），有攝取者的轉換率較低。
- 隨著年齡增加，轉換率也會逐漸下降。
- 患有代謝症候群、糖尿病、高血壓、高血脂等疾病，都會降低轉換率。
- 抽煙會影響去飽和酵素（D6D），進而降低轉換率。

素食者的脂肪酸攝取原則

植物性食物中除了微藻和海帶（微量）以外，沒有直接的 EPA、DHA 來源。而且素食者如果沒有特別留意攝取，大多數人的 ALA 攝取量都會不足。此外，現代人的外食頻率極高，也更容易攝取到過量含 LA 的油品（如葵花油、玉米油、大豆油等），進而使 ALA → EPA、DHA 的轉換率下降。所以經常外食的素食朋友，飲食上應當要更加留意選擇。

為什麼 ALA 與 LA 的比例很重要？

據研究統計，一百多年前人們飲食中所供給的 Omega-6 與 Omega-3 脂肪酸的比例約為 1：1，然而隨著飲食內容的改變，這個比例卻越來越懸殊。

Omega-6：Omega-3 的建議攝取比例為 4：1 或 2：1，但隨著飲食美式化以及高度加工食品攝取量逐年升高，脂肪酸比例甚至可能高達 20：1。這種 Omega-6 比例極高的飲食，會使得由 Omega-6 脂肪酸代謝後所產生的促進發炎反應物質大幅增加，容易造成身體的慢性發炎、過敏反應、增加血栓形成以及動脈粥狀硬化。許多慢性疾病也與慢性發炎反應有相當的關聯性。此外，當 LA 攝取過多時，也會導致 ALA 轉換成 EPA、DHA 的轉換率降低，不可不慎。

ALA 與 LA 的攝取量

關於 ALA 與 LA 的攝取，世界衛生組織（WHO）的建議攝取量為 ALA 佔總熱量 1 ～ 2%，LA 佔總熱量 5 ～ 8%。美國國家醫學院（IOM）建議的足夠攝取量為 ALA 佔總熱量 0.6 ～ 1.2%，LA 佔總熱量 5 ～ 10%，**換算成實際克數為：女性每日 1.1 公克、男性每日 1.6 公克的 ALA；女性每日 12 公克、男性每日 17 公克的 LA。**

🍽 素食者如何提高 ALA → EPA、DHA 轉換率

如果考量到轉換率的因素，且不希望額外使用 EPA、DHA 補充劑，也可以藉由攝取更多的 ALA，來提升轉換至 EPA、DHA 的效率。**純素食者的攝取量可以增加至二倍，也就是女性每日 2.2 公克，男性 3.2 公克。**[23]

下頁則是富含 ALA 的食物來源與提供份量參考。

食物	份量	ALA 含量	Omega-3：Omega-6 比值
亞麻仁籽粉	14 公克（約 2 湯匙）	3.2 公克	4：1
亞麻仁籽油	15 毫升（約 1 湯匙）	7.3 公克	4：1
核桃	28 公克（約 8～10 顆）	2.6 公克	1：4
奇亞籽	20 公克（約 2 湯匙）	4.0 公克	3：1
芥花油	15 毫升（約 1 湯匙）	1.3 公克	1：2

以下是建議素食者攝取油脂的方式，可以幫助你達到更佳的轉換率：

● **將 ALA 的主要食物來源納入日常飲食中。** 例如：2 顆核桃（ALA 有 0.65 公克）、2 湯匙亞麻仁籽粉（ALA 有 3.2 公克），合計就有 3.8 公克。

● **降低 LA（Omega-6）含量高的油品使用量，** 如葵花油、玉米油……等，並改以無調味的堅果種子取代部分液體油脂；也可改以 Omega-9 脂肪酸較高的油品部分替換，如橄欖油、苦茶油、酪梨油、夏威夷豆油、榛果油等。

● **減少糕餅、甜食、速食、超加工食品的攝取頻率。** 因為這些食品大多數都是使用 LA（Omega-6）含量較高、或是飽和脂肪酸含量較高的油品來製作。

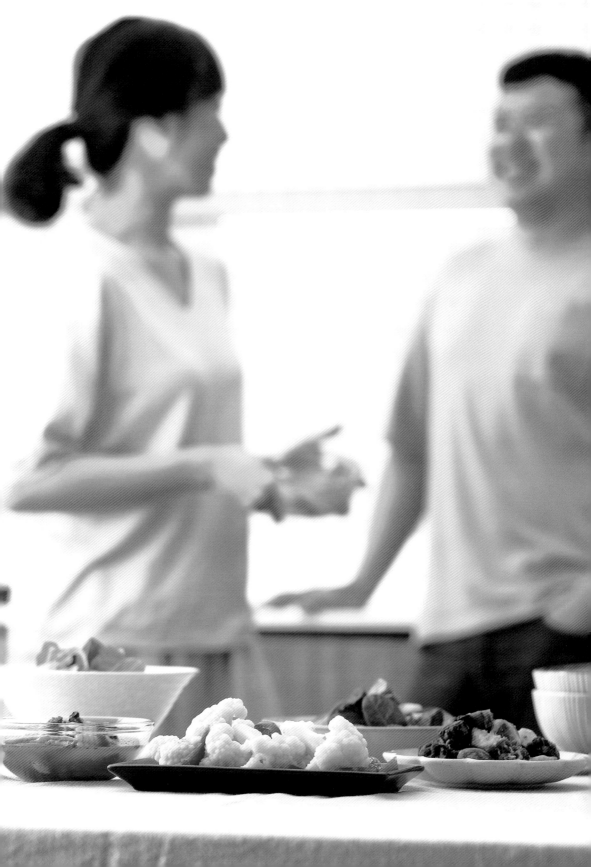

白醬花椰菜螺旋麵

材料：

生松子 50g
生夏威夷豆 100g
生腰果 150g
白花椰 400g
九層塔葉 10g
乾燥全麥螺旋麵 500g

調味料：

含 B12 無鹽營養酵母粉 45g
檸檬汁 45g
醬油 15g
鹽 5g
研磨黑胡椒 5g

1 將松子、夏威夷豆、腰果洗淨，一同以 30℃的水浸泡 4 小時，再冷藏浸泡 8 小時以上，取出再次洗淨瀝乾備用。

2 將白花椰菜洗淨後分切小朵，放入電鍋蒸熟（外鍋 1 杯水）；或者也可備一鍋滾水，將白花椰菜放入汆燙；九層塔葉切絲備用。

3 將 3 種堅果、白花椰與全部調味料一起放入調理機中打勻後，放入冰箱冷卻，待醬汁變稠。

4 備一鍋水（約 1.5 L）以大火加熱煮滾後轉中火，加少量鹽（份量外），將螺旋義大利麵加入稍攪拌，煮約 8 分鐘至熟。可試吃調整烹煮時間，找出自己喜歡的口感。

5 將螺旋麵撈起，趁熱與作法 3 的調味醬汁拌勻，最後撒上洗淨的九層塔絲裝飾即可。

 Mia 說 從完整型態的高脂肪植物性食材攝取必需脂肪酸，是很理想的方式。但由於光線、熱、空氣會加速脂肪酸的分解，要保存堅果種子這類高脂肪食材的最佳方式，是分裝成小袋冷凍保存，即可延長保存時間，避免快速酸敗。且因為堅果種子含水量極低，不會因冷凍時的冰晶導致堅果細胞受損，失去風味及口感。

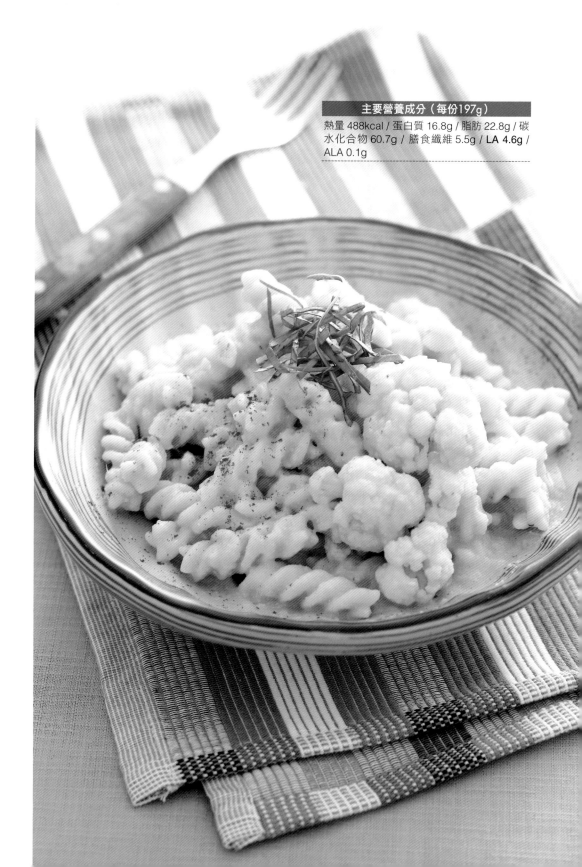

主要營養成分（每份197g）

熱量 488kcal / 蛋白質 16.8g / 脂肪 22.8g / 碳水化合物 60.7g / 膳食纖維 5.5g / **LA** 4.6g / ALA 0.1g

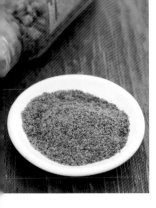

黑鹽

除了 Kala Namak 的黑鹽產自印度喜馬拉馬山，屬非精製結晶鹽，其他種類的黑鹽（例如夏威夷黑鹽）則是由普通海鹽混合粉狀的火山熔岩、活性碳製成。這二種鹽都沒有額外添加碘，所以不適合作為飲食中唯一的鹽巴來源，以免長期下來造成碘的缺乏，這種鹽僅適合作為提升料理風味使用。

九層塔杏仁餅

4 人份

材料：

紅甜椒 200g
碧玉筍 50g
九層塔 50g
熟鷹嘴豆粉 250g
薑黃粉 1g
研磨黑胡椒 5g
黑鹽（Kala namak）
　5g
冷開水 400g
無糖純花生醬 45g
杏仁角 50g

1 蔬菜洗淨；紅甜椒、碧玉筍切小丁，九層塔切碎。

2 將熟鷹嘴豆粉、薑黃粉、黑胡椒及黑鹽拌勻，再加入甜椒丁、碧玉筍丁、九層塔碎拌勻，最後加入冷開水及花生醬混合均勻，即為餅皮麵糊（圖 1）。

2 使用不沾鍋煎餅，乾鍋倒入麵糊後，在麵糊表面均勻撒上杏仁角（圖 2），以小火慢煎。

3 待麵皮不會黏鍋之後，再翻面煎至兩面金黃上色即可。

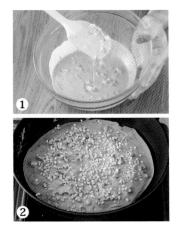

 九層塔屬於香草的一種，抗氧化成分豐富，並含有特殊的香氣，這類芳香的化合物很容易揮發、蒸散，一旦接觸到空氣中的氧、水氣、光線或受熱，都容易出現變化。而料理時切碎香草時帶進的大量空氣，會改變香草的氣味和顏色。如果要減少風味流失、減緩變黑速度，刀子就要夠利，以保持葉片大部分構造的完整性。

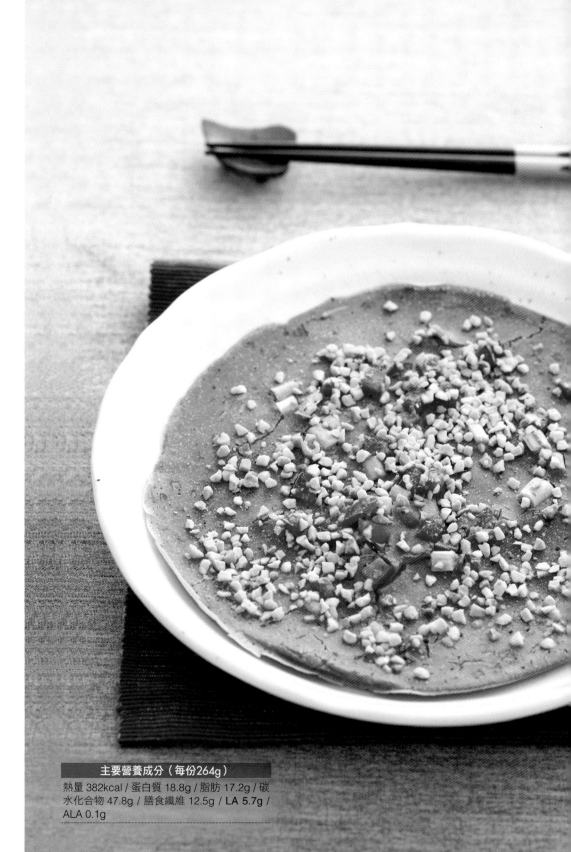

主要營養成分（每份264g）

熱量 382kcal / 蛋白質 18.8g / 脂肪 17.2g / 碳水化合物 47.8g / 膳食纖維 12.5g / LA 5.7g / ALA 0.1g

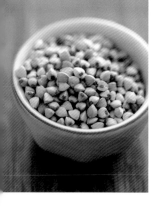

蕎麥

淺黃綠色的蕎麥，外表呈三角形，故又稱三角米。由於營養成分組成近似穀物，與藜麥一樣同屬「類穀物」。蕎麥這種古老類穀物，蛋白質含量較傳統穀類高，每100g 約含 11g 蛋白質，而每 100g 的糙米約含 8g 蛋白質。在臨床研究中發現，蕎麥可降低發炎反應、LDL- 膽固醇、總膽固醇、三酸甘油酯；此外蕎麥含有的植物多酚和槲皮素，也與降低血壓、減少體重有關。[24]

蕎麥核桃露

5 人份

材料：
生蕎麥 60g
水 1200g
生核桃 200g
去核椰棗乾 30g
桂圓肉 30g

1 蕎麥洗淨後，浸泡在 1200g 的水中 2 小時，原鍋加熱煮熟後撈起瀝乾。

2 核桃洗淨，以室溫約 30℃的水浸泡 4 小時後，再冷藏浸泡 8 小時以上，取出洗淨瀝乾。

3 將核桃放入預熱至 150℃的烤箱中烘烤 30 分鐘，取 20g 切碎備用。

4 將煮熟蕎麥、去核椰棗、桂圓肉以及 180g 的烤熟核桃，一起放入食物調理機打勻。

5 倒入容器中即可飲用，並撒上核桃碎裝飾。

 如果喜歡濃稠一點的口感，可回鍋再加熱至喜好的濃稠度，但需時時攪拌，以免不小心煮焦了。

 除亞麻仁籽以外，核桃也是 Omega-3 次亞麻油酸（α-Linolenic Acid，簡稱 ALA）的植物性來源。核桃約含有 65% 的脂肪，其中有 8 ～ 14% 為次亞麻油酸。
生核桃宜放置冷凍庫保存，以免酸敗。

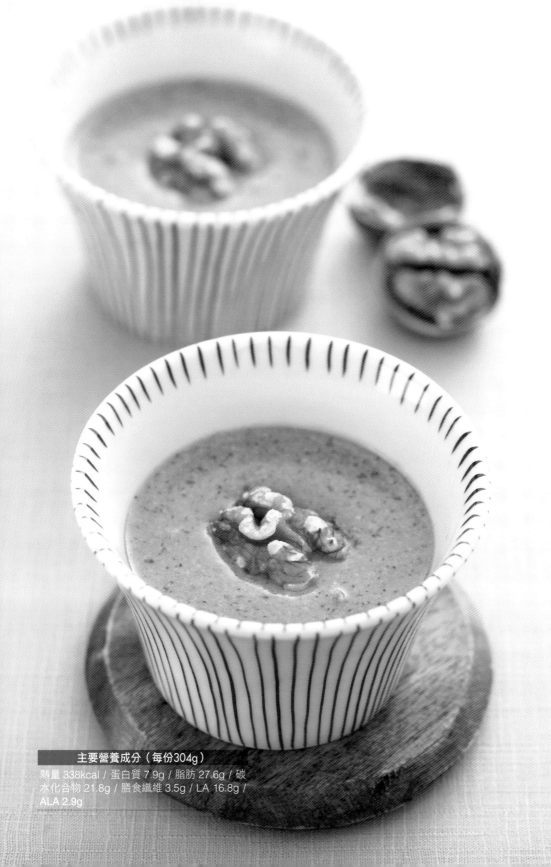

主要營養成分（每份304g）

熱量 338kcal / 蛋白質 7.9g / 脂肪 27.6g / 碳
水化合物 21.8g / 膳食纖維 3.5g / LA 16.8g /
ALA 2.9g

香烤杏鮑菇

4 人份

材料：

杏鮑菇 400g
亞麻仁籽粉 60g
麵包粉 30g
鹽 1g

醃料：

醬油膏 30g
第戎芥末醬 50g
高純度異麥芽寡醣漿
　　10g

1 杏鮑菇洗淨後切薄片，用刀劃出十字格紋（圖 1）。

2 將全部醃料混合均勻後，加入杏鮑菇醃浸 20 分鐘。

3 將亞麻仁籽粉、麵包粉及鹽混合均勻。

4 杏鮑菇取出後，雙面均勻沾上亞麻仁籽麵包粉（圖 2），
平鋪在烤盤上。

5 烤箱預熱至 150℃，將杏鮑菇放入烘烤 30 分鐘即完成。

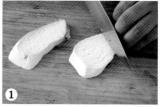

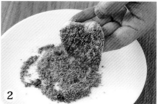

Mia 說 當亞麻仁籽油榨成油品時，僅適合用於冷菜，高溫容易使得亞麻仁油中的 Omega-3（α-次亞麻油酸）變質。但研究發現，相較於已經榨成油品的亞麻仁油，存在於整粒或是研磨成粉的亞麻仁籽中的脂肪酸，更能耐高溫 [25]；以種子型態加熱時，仍具有高度的穩定性，原因可能是由於亞麻仁籽（粉）含有的植物多酚，發揮了減緩脂肪酸變質的作用。

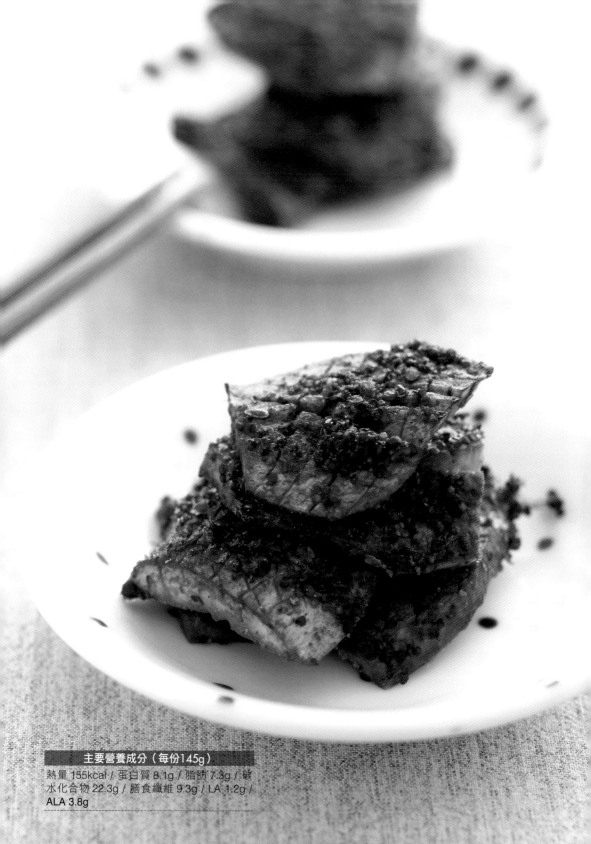

主要營養成分（每份145g）

熱量 155kcal / 蛋白質 8.1g / 脂肪 7.3g / 碳
水化合物 22.3g / 膳食纖維 9.3g / LA 1.2g /
ALA 3.8g

辣味豆捲餅

6 人份

餅皮：
黃金亞麻仁籽 200g
水 180g
鹽 1g

餡料：
生黑豆 60g
小番茄 100g
小黃瓜 50g
酪梨 100g
九層塔 40g
罐頭玉米粒 150g

調味醬：
檸檬汁 15g
研磨黑胡椒 1g
韓式辣椒粉 8g
鹽 5g
高純度異麥芽寡醣漿
　　10g

1　黑豆洗淨，以室溫約 30℃的水浸泡 4 小時後，再冷藏浸泡 14 小時以上，取出洗淨瀝乾。

2　製作餅皮。將黃金亞麻仁籽用食物調理機或研磨機研磨至細緻如麵粉，建議過篩 1 次。

3　水 180g 倒入鍋中煮滾後加入鹽拌溶，倒入亞麻仁籽粉中用橡皮刮刀攪拌均勻後取出，放入保鮮盒中加蓋靜置 30 分鐘（圖 1）。

4　將麵糰分成 4 等分，用擀麵棍擀成厚約 0.5cm 的圓形餅皮。可先鋪上烘焙紙再擀以防沾黏，切記不能擀得太薄（圖 2）。

5　將麵皮放入不沾鍋中，以小火烘烤加熱 90 秒後，再翻面加熱 90 秒，取出放涼備用。

6　全部的調味醬材料混合均勻成為醬汁備用。

7　蔬菜洗淨；小番茄、小黃瓜、酪梨切成 2cm 小丁，九層塔切碎。

8　黑豆以自己喜好的方式煮熟（電鍋、電子鍋、壓力鍋煮法，請見 P.159），加入作法 5 的調味醬及所有餡料混合均勻。

9　將餡料鋪在黃金亞麻仁籽餅皮上，包成捲狀即可。

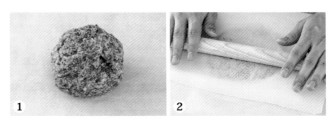

Mia 說　亞麻仁籽餅皮可以一次多做一些，用烘焙紙隔開後密封冷凍保存。每片重約 64g，含 8.43g 的 ALA。

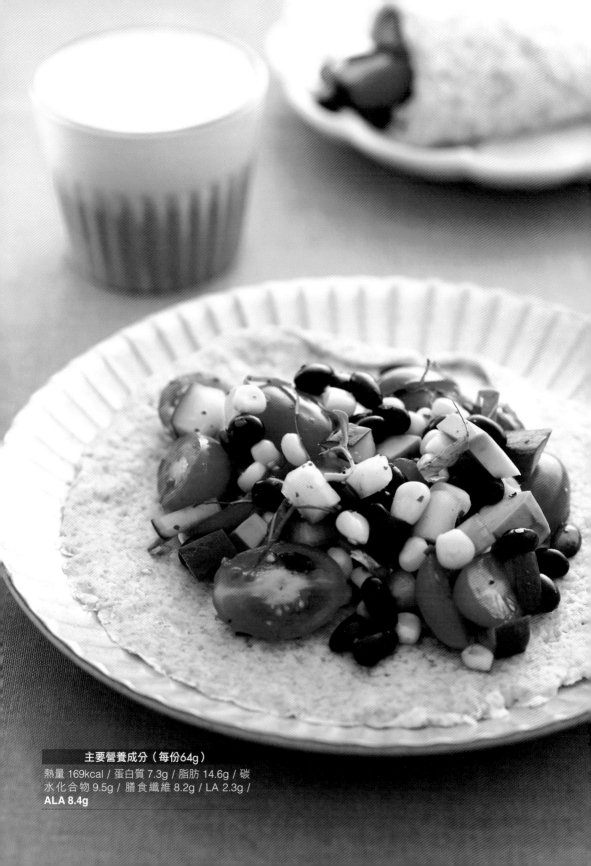

主要營養成分（每份64g）

熱量 169kcal／蛋白質 7.3g／脂肪 14.6g／碳
水化合物 9.5g／膳食纖維 8.2g／LA 2.3g／
ALA 8.4g

核桃涼麵

涼麵：
碧玉筍 100g
小黃瓜 200g
紅蘿蔔 200g
生豆皮 200g
黃豆芽菜 200g
糙米麵 600g
初榨橄欖油 20g

核桃涼麵醬：
生核桃 200g
昆布高湯 600g
　（作法見 P.162）
醬油 100g
純素無酒精味醂
　100g
米醋 30g
高純度異麥芽寡醣漿
　30g
亞麻仁籽粉 100g

1　製作涼麵醬。核桃取 180g 洗淨，以室溫約 30℃的水浸泡 4 小時後，再冷藏浸泡 8 小時以上；其餘 20g 切碎備用。

2　將醬汁材料混勻後用食物調理機打勻，倒入鍋中煮滾，放涼備用。

3　蔬菜洗淨；碧玉筍、小黃瓜、紅蘿蔔切細絲，生豆皮煎過後切粗絲，黃豆芽菜汆燙 30 秒撈起備用。

4　糙米麵煮熟撈起冰鎮，拌入少許初榨橄欖油，將碧玉筍、小黃瓜、紅蘿蔔、煎豆皮、豆芽菜等材料以放射狀鋪在麵條上。

5　淋上核桃涼麵醬，撒上核桃碎點綴即可食用。

阿Q說 純素無酒精味醂 DIY：將羅漢果糖 10g、脆梅 2 顆、純水 100g 混合浸泡 1 天以上；或者將羅漢果糖 1/2 杯、水 1/2 杯、米醋 4 小匙、少許鹽混合拌勻，亦可替代味醂。

Mia說 亞麻仁籽、核桃都是植物性 Omega-3 脂肪酸的豐富來源，透過調製成醬汁的方式，可以簡單地提升日常飲食中的 Omega-3（α- 次亞麻油酸）攝取量，以利身體有更多的機會將之轉化成 EPA。調製成醬汁後不僅可用來拌麵，作為蔬菜的沾醬或是豆子綜合沙拉的調味料，都很適合。

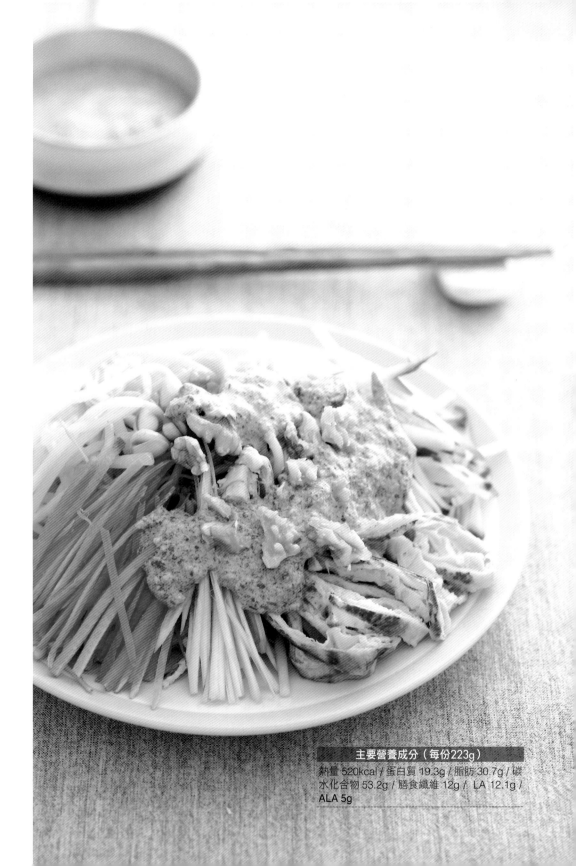

主要營養成分（每份223g）

熱量 520kcal／蛋白質 19.3g／脂肪 30.7g／碳
水化合物 53.2g／膳食纖維 12g／ LA 12.1g／
ALA 5g

三杯菇菇米漢堡

4 人份

米漢堡：
生糙米 60g
生紅米 40g
板豆腐 150g
醬油 10g
美生菜 40g

三杯菇菇醬：
金針菇 300g
鴻喜菇 150g
九層塔 40g
薑 15g
麻油 15g
醬油 50g
高純度異麥芽寡醣漿
　20g
亞麻仁籽粉 60g
冷開水 100g

1 將糙米及紅米一起洗淨，放入電子鍋或電鍋煮熟（米 1：水 1.5）。

2 製作三杯菇菇醬。蔬菜洗淨；金針菇及鴻喜菇切小段，九層塔切粗絲，薑切末。

3 不沾鍋中放入麻油以小火加熱後，放入薑末爆香，再加入金針菇及鴻喜菇續炒至出汁。

4 接著加入醬油、寡醣漿，並將亞麻仁籽粉與冷開水調勻後加入，煮至濃稠狀即可。

5 製作米漢堡。將煮熟米飯填入圓模，壓成米漢堡厚片狀，用不沾鍋雙面乾煎至上色（下圖）。

6 板豆腐切片乾煎，加入醬油調味。

7 取 1 片米漢堡作底，依序鋪上美生菜葉片、板豆腐、三杯菇菇醬，再蓋上 1 片米漢堡即完成。

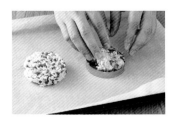

 將亞麻仁籽粉與開水，以 1：3 的方式調製開後靜置 15 分鐘，便可取代蛋液。此外在料理時也可使醬汁濃稠、如同勾芡般的質地，不僅能增加口感與風味，還能提升各種營養素的攝取。

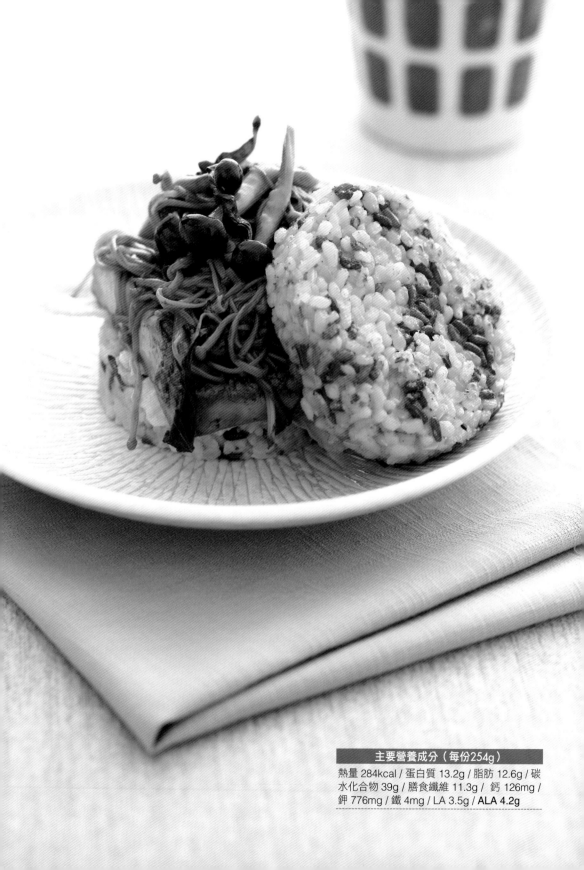

主要營養成分（每份254g）

熱量 284kcal / 蛋白質 13.2g / 脂肪 12.6g / 碳水化合物 39g / 膳食纖維 11.3g / 鈣 126mg / 鉀 776mg / 鐵 4mg / LA 3.5g / **ALA 4.2g**

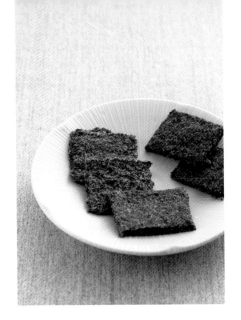

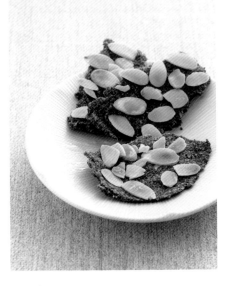

原味
亞麻仁脆片

15 片

亞麻仁籽粉 100g、冷開水 100g、鹽 0.5g

將所有材料放入調理盆內攪拌成團，靜置 5 分鐘後，放入不沾鍋以小火加熱約 3 分鐘取出放涼；在烘焙紙上擀平至約 0.3cm 厚，用刀子劃成片狀，放入已預熱至 160℃的烤箱中烤約 35 分鐘即可。

Mia說　富含 ALA 的亞麻仁脆餅，十分適合作為日常補充 ALA 的隨身點心。成品需放在密封袋中儲存保鮮，避免接觸空氣加速氧化，若能冷藏保存更為理想；冷凍則可延長保存時間，取出稍微解凍變軟即可直接食用，搭配 P.72-73 蛋白質篇的四款抹醬，更是絕佳美味。

杏仁
亞麻仁脆片

15 片

亞麻仁籽粉 100g、冷開水 100g、鹽 0.5g、杏仁片 50g

將杏仁片以外的所有材料放入調理盆內攪拌成團，靜置 5 分鐘後，放入不沾鍋以小火加熱約 3 分鐘取出放涼；在烘焙紙上擀平至約 0.3cm 厚，鋪上杏仁片，放入已預熱至 160℃的烤箱中烤約 35 分鐘即可。

阿Q說　亞麻仁籽粉可購買市售品，但較難掌控品質及新鮮度，若家中有打製堅果的食物調理機，建議自行磨粉比較安心。

主要營養成分（每份13g）
熱量 34kcal／蛋白質 1.5g／脂肪 2.9g／碳水化合物 1.9g／膳食纖維 1.6g／LA 0.5g／**ALA** 1.7g

主要營養成分（每份17g）
熱量 52kcal／蛋白質 2.4g／脂肪 4.5g／碳水化合物 2.8g／膳食纖維 1.9g／LA 0.9g／**ALA** 1.7g

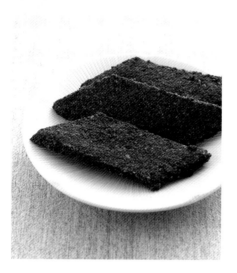

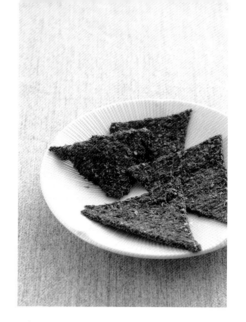

肉桂薑黃 亞麻仁脆片

15 片

亞麻仁籽粉 100g、肉桂粉 2g、薑黃粉 0.5g、冷開水 100g、鹽 0.5g、羅漢果糖 15g

將所有材料放入調理盆內攪拌成團，靜置 5 分鐘後，放入不沾鍋以小火加熱約 3 分鐘取出放涼；在烘焙紙上擀平至約 0.3cm 厚，用刀子劃成片狀，放入已預熱至 155℃ 的烤箱中烤約 40 分鐘即可。

海苔 亞麻仁脆片

15 片

亞麻仁籽粉 100 g、海苔粉 30 g、冷開水 100 g、鹽 0.5g

將所有材料放入調理盆內攪拌成團，靜置 5 分鐘後，放入不沾鍋以小火加熱約 3 分鐘取出放涼；在烘焙紙上擀平至約 0.3cm 厚，用刀子劃成片狀，放入已預熱至 160℃ 的烤箱中烤約 30 分鐘即可。

主要營養成分（每份14g）
熱量 34kcal / 蛋白質 1.5g / 脂肪 2.9g / 碳水化合物 2g / 膳食纖維 1.7g / LA 0.5g / ALA 1.7g

主要營養成分（每份15g）
熱量 38kcal / 蛋白質 2.4g / 脂肪 3g / 碳水化合物 2.6g / 膳食纖維 2.2g / LA 0.5g / ALA 1.7g

Chapter 4

維持生命的重要養分

維生素
滿分料理

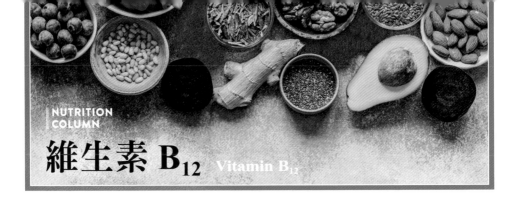

維生素 B_{12} Vitamin B_{12}

大眾普遍認知肉、奶、蛋製品為 B_{12} 的主要來源，難道 B_{12} 是動物自己製造的嗎？B_{12} 究竟從何而來？

迷　思　雜食者不會缺 B_{12} ？

維生素 B_{12} 是由微生物所產生

B_{12} 並不是由「動物」或「植物」製造的，而是由「微生物」（也就是細菌）所製造，這些細菌主要生存在土壤（土壤中細菌合成維生素 B_{12} 的多寡，與土壤中的鈷含量有關）、水源，以及動物的消化道中。無論人類或動物，都需要藉由直接或間接的方式，取得由細菌所產生的 B_{12}。

以牛、綿羊、鹿、長頸鹿等反芻動物來說，胃腔為四腔（四個胃），在瘤胃（食物進入的第一個腔室）中細菌含量最豐富 [26]，這些細菌通常能產生一定數量的 B_{12}，以滿足反芻動物的需求。[27]

野生的草食性動物，因為進食習慣的關係，無意間也能透過攝取這些沾附可產生 B_{12} 細菌的草或泥土來獲得。兔子或囓齒動物等，也有吃自己的糞便的行為（即使糞便中含有 B_{12}，但對人類而言這方法也許不是個好主意），這些都是自然界的動物獲取 B_{12} 的管道。

而人類在過去幾個世紀，飲用未消毒的溪水、在以糞便施肥的田園裡工作後沒有徹底洗手就進食，甚至青菜、水果摘取後簡單沖洗就直接食用……等，多少也會攝取到一些存在於溪水、土壤以及堆肥中由微生物所產生的 B_{12}。不過由於農耕種植、施肥、消毒飲用水和生活方式的改變，上述途徑已無法成為現代人安全獲取維生素 B_{12} 的主要方式。

人類腸道內產生 B_{12} 的細菌位置在「大腸」，距離 B_{12} 的實際吸收位置「迴腸」（小腸後段）太遠而無法被吸收。於是這些無法被吸收的 B_{12} 都跑到了糞便中，因此人體無法仰賴自己腸道細菌所產生的 B_{12}，來避免 B_{12} 的缺乏。

動物性來源的 B_{12} 吸收率較好？

人體參與 B_{12} 吸收的器官包含了胃、胰臟和小腸，吸收過程極為複雜，吸收效率也會隨著年齡增長而下降。**動物性來源的 B_{12} 會與蛋白質結合，在消化分解蛋白質的過程中，透過胃酸而被釋放出來**，接著再進行一連串複雜的吸收過程。在如此複雜的過程中，只要任何一個步驟有缺失，就可能導致吸收不良；**特別是年長者因胃酸分泌減少，更不容易將 B_{12} 從肉類蛋白質中釋出**。在這種狀況下，動物性蛋白質來源的 B_{12} 無法順利被吸收，但如果是使用「結晶型」（也就是所謂的補充劑）則可順利吸收。也因此，美國國家醫學研究院建議，50 歲以上的成年人，應以 B_{12} 補充劑或額外添加 B_{12} 的食品，來獲取大部分的維生素 B_{12}，而非依賴動物性的蛋白質，如：肉類、奶類、蛋等來作為 B_{12} 來源。

為什麼要特別留心 B_{12} 的攝取

B_{12} 儲存在動物的血液、肝臟和肌肉中，**每天約有 0.2% 的儲存量會流失，如果沒有定期補充「可靠來源」的 B_{12}，則有機會進展到 B_{12} 缺乏**。雖然人體對於 B_{12} 的需求量不高，要從缺乏進展到發生問題，通常都是以「年」為單位，大概十年左右就會耗盡體內的儲存量，但也有些人只要幾個月就會開始產生缺乏的生理狀況。

而目前對於純素者因為缺乏 B_{12} 而導致生理上傷害的案例研究很多，對象有嬰兒、兒童、成年人與年長者。**對於長期的純素者而言，在沒有可靠的 B_{12} 來源的狀態下，也許短期內不會受到影響，但長期下來可能會提升心血管方面的疾病風險，如：心肌梗塞、腦中風、甚至是阿茲海默症⋯⋯等。**

哪些人容易對 B_{12} 吸收不良、攝取不足？

無論你是採取什麼飲食模式，任何人都有可能缺乏 B_{12}。以下是容易導致攝取不足或吸收不良，以及需要特別留意 B_{12} 狀況的族群：

- 年齡大於 50 歲的男女，無論是不是素食者。
- 長期遵循嚴格的純素飲食，並且沒有使用含 B_{12} 的綜合維他命，或是沒有規律性的攝取添加 B_{12} 的食品[1] 或 B_{12} 單方補充劑。
- 哺乳中的母親，以及尚在喝母乳的嬰兒。僅以母乳哺育的嬰兒是藉由攝取母乳得到 B_{12}，倘若母親本身缺乏 B_{12}，嬰兒的 B_{12} 來源就會缺乏，進而可

---

1 可能額外添加 B_{12} 的食品包括了營養酵母、植物奶⋯⋯等，請詳閱食品包裝說明，以了解該食品是否含有 B_{12}，不同廠牌可能有所不同。

能影響到嬰兒的腦部發育。

- 有下列的胃部疾病者：萎縮性胃炎患者、長期使用制酸劑患者（曾經使用，或是正在使用）、胃幽門桿菌感染者，以及胃、迴腸切除患者。
- 患有某些會造成腸胃道蠕動遲緩的疾病，如糖尿病、食道狹窄、大腸憩室症……等。
- 體內有會影響 B_{12} 狀態的特定寄生蟲感染。
- 小腸細菌過度孳生，會使吸收的表面積變小。
- 正在服用某些疾病用藥（例如糖尿病的口服藥物 metformin）。
- 酗酒、抽煙者。

部分植物性食物所含的維生素 B_{12}，只是「類似物」

早期的研究顯示，某些植物性食物含有維生素 B_{12}，像是海藻、螺旋藻……等。但是這些植物性食物所含有的，**大多是本身不具有 B_{12} 功效的「維生素 B_{12} 類似物」，又稱為「假性 B_{12}」**。

早期 B_{12} 的檢測方法，是用微生物分析法來測試乳酸菌的生長，但是乳酸菌跟人體差異很大。假性 B_{12} 能促進乳酸菌生長，在人體內卻無法發揮生理上的作用，因此當時的微生物分析法，無法分辨真正具有生理活性的 B_{12}。如果要證實「某些植物性食物」來源的 B_{12} 在人體中真的具有生理活性，就必須要找一群缺乏 B_{12} 的人來做測試，但目前還沒有這樣的研究。

某些種類的紫菜，其 B_{12} 的生物利用率頗受爭議，而且海藻類的種類非常多，生物利用率還有待進一步的研究來證實。不過，近年來的確有研究發現，**少數某些品種的紫菜所含的維生素 B_{12} 在「老鼠實驗」中，發現具有生理活性，但目前尚未在「人體」上證實是否能被吸收以及具有生理活性**。

目前聲稱含有 B_{12} 的植物性食材中，常出現的食物有海藻、紫菜、螺旋藻，以及天貝、味噌、納豆、醬油、泡菜、臭豆腐……等發酵食品。但這些食物並不能作為「唯一」的 B_{12} 來源，除非該食物能提供在「人體」實際降低了 MMA，以及同半胱胺酸等相關具生理活性之證據，否則其所宣稱的說法仍有待商榷。

素食者的 B_{12} 攝取原則

然而 B_{12} 不僅與預防貧血、維持良好的同半胱胺酸（Homocysteine）濃度、避免神經病變有關，也是心血管疾病以及神經病變的重要預防因子。所以目前以安全性的考量為出發點，**許多研究都不建議嚴格素食者以「單獨食用藻類」作為**

B$_{12}$ 的唯一來源。B$_{12}$ 對於素食者來說，是一個很容易解決的小缺憾，只要簡單的單方補充劑或是食用添加有 B12 的食品就可以解決。相較於其他因不良飲食而導致的各種疾病來說，容易處理太多了，不要等發生不可逆的病變時才來補救，以免為時已晚。

維生素 B$_{12}$ 的需求量和正確的攝取方法

為了預防巨球性貧血，RDA 的 B$_{12}$ 建議量為 2.4 微克 [2]。然而近期新的研究指出，若要避免同半胱胺酸和甲基丙二酸（MMA）的濃度升高，以及因缺乏造成的潛在風險，建議量則為每日 4 ～ 7 微克。健康正常人士（不包含孕婦、哺乳婦女）的預估流失量／需求量為每日 1 微克，每日建議攝取量為 2.4 微克。

下表則為無特殊吸收不良疾病時，在正常狀態下口服可吸收到的 B$_{12}$ 及其吸收率。

單次口服劑量	吸收量與吸收率
1 微克	0.56 微克（56%）
10 微克	1.6 微克（16%）
50 微克	1.5 微克（3%）
500 微克	9.7 微克（2%）
1000 微克	～ 13 微克（1.3%）

* 上表文獻資料出處 [28]

單次攝取 B$_{12}$ 的劑量較大時，吸收率會隨著單次劑量的增加而減少，這是因為體內的 B$_{12}$ 接受器很容易飽和，約 1 ～ 1.5 微克的小小份量就達到飽和，且飽和狀態會維持 4 ～ 6 小時之久。而除了 B$_{12}$ 受體的吸收量以外，另一種被動擴散的吸收方式約佔總吸收量的 1%。[29]

如果採取以本書中所使用的「含 B$_{12}$ 營養酵母粉」作為補充 B$_{12}$ 的來源之一，建議**以分段方式攝取來提高吸收率**。另外如患有腎臟相關疾病，使用補充劑前務必諮詢營養師關於劑量以及補充劑型態。

---

2 µg = mcg ＝微克= 1/1,000 毫克（mg）。

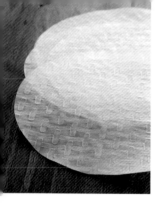

越南米紙

越南米紙呈半透明的乾燥片狀，是利用米、水、鹽所製成，也有一些會再添加木薯粉增加口感，熱量低且近乎不含脂肪。食用前須噴灑一些冷開水使其軟化後再料理，建議立即食用，久放會變硬使口感不佳。很適合在炎熱的夏天或是沒胃口時作為料理食材，也很適合親子一起料理。

越式生春捲

6 人份

材料：
越南米紙（越南
　春卷皮）6 張

餡料：
生核桃 50g
紫高麗菜 50g
紅蘿蔔 100g
小黃瓜 100g
美生菜葉 100g
五香豆干 150g

越式醬汁：
紅辣椒 25g
白蔭油 50g
檸檬汁 45g
生飲水 50g
鹽 5g
椰棗乾或羅漢果糖
　20g
含 B_{12} 無鹽營養酵母粉
　30g
第戎芥末醬 15g

1　製作越式醬汁。將紅辣椒切斜片，其餘全部材料放入食物調理機打勻，倒出加入辣椒拌勻即成。

2　將核桃放入已預熱至 160℃的烤箱，烤 20 分鐘後取出切碎備用。

3　蔬菜洗淨；紫高麗菜、紅蘿蔔、小黃瓜分別切粗絲備用，美生菜剝開葉片。

4　五香豆干微波至熟後，切成約寬 1cm 長條狀備用。若無微波爐，可以用平底鍋煎熟。

5　越南米紙噴少許冷開水軟化，先鋪上美生菜墊底（可稍微壓一下），接著鋪上各種蔬菜料、核桃碎和豆干後捲起，即可沾醬食用。

Mia 說　內餡的蔬菜可任意變化替換為當季可生吃的新鮮蔬菜，顏色越豐富越好。亞洲人平時較少攝取生菜，若還是不習慣，可用熱水快速汆燙 30 秒。
五香豆干可替換成同為植物性優質蛋白質來源的乾煎天貝、大黑豆干、白豆干、生豆皮、板豆腐等。

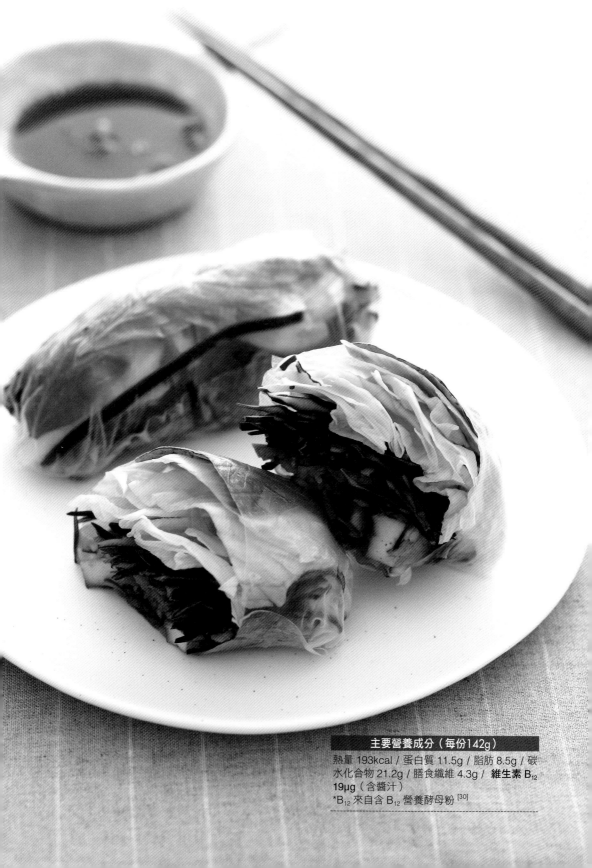

主要營養成分（每份142g）

熱量 193kcal / 蛋白質 11.5g / 脂肪 8.5g / 碳
水化合物 21.2g / 膳食纖維 4.3g / **維生素 B**$_{12}$
19μg（含醬汁）
*B$_{12}$ 來自含 B$_{12}$ 營養酵母粉 [30]

咖哩豆腐

4 人份

材料：
板豆腐 400g

醬料：
無糖蘋果醋 15g
無五辛純素咖哩粉
 10g
含籽無鹽第戎芥末醬
 15g
含 B_{12} 無鹽營養酵母粉
 45g
冷開水 40g
白味噌 15g
韓式辣椒粉 5g
醬油 20g

1 備一鍋滾水，將板豆腐汆燙後取出，用乾淨紗布包起，接著壓上重物靜置約 30 分鐘（圖 1），擠壓出豆腐內的水分（圖 2）。

2 將豆腐切成約 3×3cm 塊狀。

3 將全部調味料放入食物調理機打勻，或用打蛋器拌勻。

4 將板豆腐與調味料混合拌勻，冷藏 2 天入味即可食用。

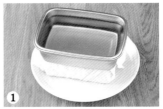

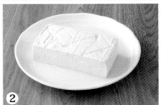

Mia 說 利用大豆發酵製作而成的味噌，在發酵過程中會增加有益菌的數量，還能增加發酵食材內的酚類（例如：大豆異黃酮）之生物活性，也有助於改善腸道菌叢生態。此道食譜的調味醃醬刻意不加熱味噌，便是為了保存其中的有益菌活性，使其在人體中能發揮最大的功效。

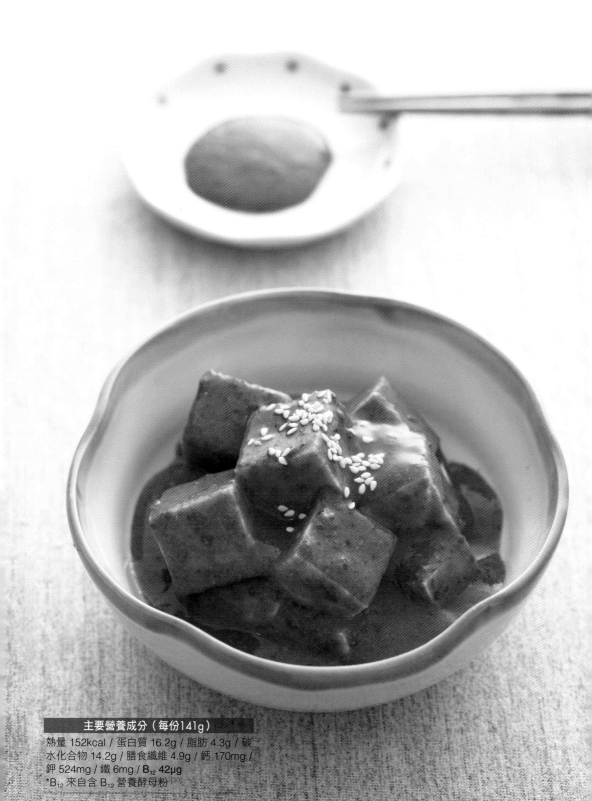

主要營養成分（每份141g）

熱量 152kcal / 蛋白質 16.2g / 脂肪 4.3g / 碳
水化合物 14.2g / 膳食纖維 4.9g / 鈣 170mg /
鉀 524mg / 鐵 6mg / B$_{12}$ 42μg
*B$_{12}$ 來自含 B$_{12}$ 營養酵母粉 [30]

荷蘭醬天貝堡

班尼迪克天貝堡：
生豆皮 150g
牛番茄 100g
天貝 300g
初榨橄欖油 5g
醬油 10g
瑪芬堡 3 個
　（共 180g）
寶寶菠菜 50g
巴西里葉（新鮮
　或乾燥）1g

荷蘭醬：
嫩豆腐 200g
檸檬汁 30g
薑黃粉 1g
煙燻紅椒粉 1g
含 B$_{12}$ 無鹽營養酵母粉
　45g
鹽 2g
研磨黑胡椒 1g

1 製作荷蘭醬。將荷蘭醬的全部材料放入食物調理機或果汁機打勻備用。

2 將生豆皮放入不沾鍋，以小火煎至兩面金黃上色。

3 牛番茄洗淨後切成 0.5cm 厚的圓片，天貝切成 0.8cm 厚的圓片。

4 鍋中倒入橄欖油，放入天貝以小火煎至雙面上色後，再加入醬油嗆香。

5 瑪芬堡放入鍋中乾煎加熱後盛出，依序放上寶寶菠菜、番茄片、天貝片、煎豆皮。

6 最後淋上荷蘭醬，撒上少許切碎的巴西里裝飾即可。

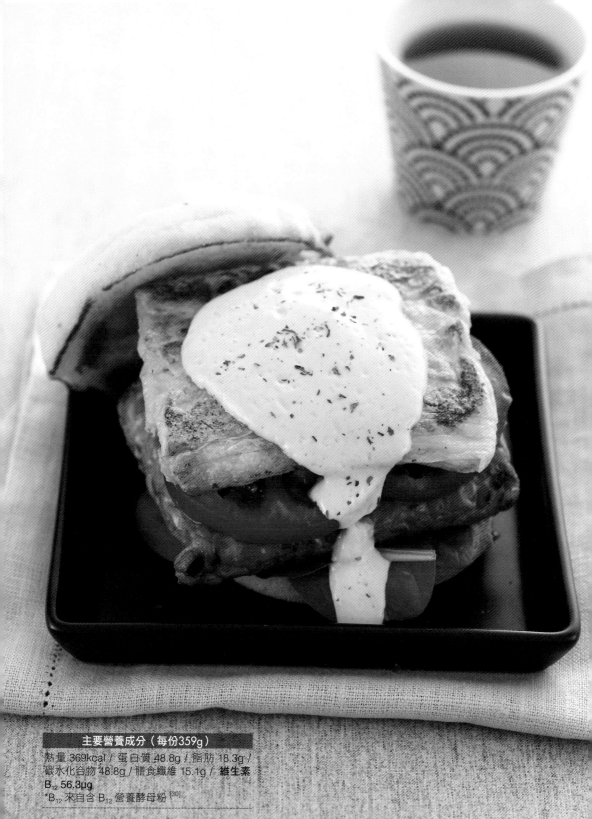

主要營養成分（每份359g）

熱量 369kcal / 蛋白質 48.8g / 脂肪 18.3g /
碳水化合物 48.8g / 膳食纖維 15.1g / **維生素
B₁₂ 56.3μg**
*B₁₂ 來自含 B₁₂ 營養酵母粉[30]

維生素D Vitamin D

　　據調查，台灣人維生素 D 不足的情況偏高，有高達六成處於缺乏狀態；再加上過去有研究認為，維生素 D 對於預防一些疾病有所幫助，因此開始有民眾購買維生素 D 補充劑作為日常服用。但維生素 D 真的有這麼神奇嗎？

迷　思 **聽說補充維生素 D 可預防流感？**

　　在維生素 D 與疾病預防之間的所有可能關聯中，關於維生素 D 與癌症風險的關聯似乎是目前被研究最廣泛的一種。部分觀察性流行病學研究認為，人體中的維生素 D 濃度如果較高，罹患癌症風險較低，但這類研究只能強調關聯性，不能證明因果關係，需要更長期的隨機對照臨床研究來證明。對於預防流感而言，最佳的方法應該是勤洗手維持好個人衛生、正常的生活作息、均衡的飲食。若本身的飲食狀態差、作息不正常，是**無法單獨仰賴一顆維生素 D 補充劑來達到預防流感的「神奇」效果。因為如果這麼簡單的話，就不需要流感疫苗了。**然而對於已經確定有維生素 D 缺乏症的人，仍會建議加強維生素 D 攝取以及維持骨骼健康、預防骨折。

維生素 D 的重要性

　　維生素 D 對於強健骨骼是不可或缺的維生素，此外也維持血液中的磷的含量，而磷也是維持骨骼健康的另一種重要營養素。當長時間缺乏維生素 D，兒童可能會導致佝僂症，使骨骼變形；成人方面則是有可能造成軟骨症與骨質疏鬆等情形。維生素 D 可以透過紫外線照射皮膚後由身體自行生合成，也可由食物來源補充，**當身體需要鈣質的時候，維生素 D 能增加鈣質的吸收，但如果缺乏時，飲食中僅有 10 ～ 15% 的鈣質能被吸收。**

維生素 D 還有分植物性和動物性？

　　維生素 D 是一種跟陽光有著密切關係的脂溶性維生素，並分成植物性的 D_2

以及動物性的 D_3。脊椎動物的皮膚照射太陽的紫外線後，會讓皮膚上的維生素 D 前驅物——7-脫氫膽固醇結構改變，變成「前維生素 D_3」，之後再藉著體溫將「前維生素 D_3」再轉換成「維生素 D_3」。而維生素 D_2，則是自蕈菇類的維生素 D 前驅物——麥角固醇，經紫外線照射後而成為維生素 D_2。

D_2 都是植物性，D_3 則是動物性來源。D_3 大多是從羊毛脂、牛皮、豬皮而來，但**目前有一種 D_3 的補充劑來源是植物性的，來自於「地衣」，這是一種真菌和藻類共生而形成的共同體。**

然而植物性食材中含有維生素 D 的來源比較少，除了額外添加維生素 D 的植物奶、部分品牌的營養酵母，再者就是維生素 D 的補充劑了。**不過其中有一種食物是素食者的另一個選擇，就是經 UVB 照射過的菇類，例如：日曬香菇、蘑菇、蠔菇等，或者民眾也可以自己製作日曬菇。**

日曬香菇的好處

研究發現，**香菇只要連續兩天在戶外日曬六小時，就會大幅提升維生素 D 的含量。其含量從每 100 公克含有 100 微克的維生素 D，增加到 1,150 微克。**對於需要補充微生素 D 的族群，是一種方便納入日常飲食的方法。

素食者的維生素 D 攝取原則

維生素 D 第八版國人營養素參考攝取量中建議：1 歲以上 10 微克（400 I.U.），51 歲以上 15 微克（600 I.U.）。如果將日曬香菇乾作為日常飲食的維生素 D 來源，部分廠商會檢附檢驗報告，大家可透過檢驗報告了解該款日曬香菇乾所含的維生素 D 含量。如果想要自己製作的話也不難。只要將新鮮香菇切片後，鋪平放在可以直接日曬的地方，曬成香菇乾就可以了（詳細作法見 P.164）。若可接受其他食品類來源，也可選購額外添加維生素 D 的營養酵母或是植物奶。

日曬的最佳時段

然而由於人體可以自行合成維生素 D，更推薦的方式是**透過足夠的日曬讓身體生合成，最佳的時間點是在早上十點至下午三點之間。**

只要露出臉部、上手臂、腿部或者背部，在沒有塗抹防曬用品的狀態下曬 5 ～ 30 分鐘，一週三次即可。因此建議大家多到戶外踏青，除了增加身體活動量，還能使身體自行製造維生素 D 來促進鈣質吸收，以利協助維持良好的骨骼狀態。

菇菇豆餅

菇菇豆餅材料：
日曬乾香菇 30g
大茂黑瓜 50g
豆薯 50g
紅蘿蔔 100g
薑 30g
芹菜 50g
板豆腐 800g
初榨橄欖油 15g
熟鷹嘴豆粉 50g

菇菇豆餅調味料：
白胡椒粉 15g
醬油 5g
鹽 6g

柳橙味噌醬：
柳橙果肉 100g
柳橙果皮（只取外層
　橘色的皮）5g
白味噌 40g
純素無酒精味醂 30g
糯米醋 10g
醬油 10g
冷開水 50g

1 乾香菇洗淨後，用大茂黑瓜湯汁泡軟，湯汁不夠的話可以多加一點水，泡軟後瀝乾。

2 蔬菜洗淨；將香菇、大茂黑瓜、豆薯、紅蘿蔔切成 0.4cm 小丁；薑和芹菜切末。

3 板豆腐同 P.106 咖哩豆腐作法 1，以重物盡量壓出水分，再裝入調理盆中搗成泥。

4 不沾鍋加熱後，倒入橄欖油先炒香薑末，再放入香菇丁、紅蘿蔔丁、芹菜末及大茂黑瓜炒香。

5 接著加入豆腐泥一起炒香後，再加入全部調味料及豆薯丁拌勻，最後加入熟鷹嘴豆粉拌勻。

6 將作法 4 搓成丸子狀，一一排入烤盤中，放入已預熱至 165℃的烤箱中，烤約 30 分鐘，至外皮略金黃變乾即可盛盤；或以大火蒸 20 分鐘亦可。

7 製作柳橙味噌醬。將全部醬汁材料放入食物調理機或果汁機中打勻，即為菇菇豆餅沾醬，可搭配食用。

 阿Q說 純素無酒精味醂 DIY：將羅漢果糖 10g、脆梅 2 顆、純水 100g 混合浸泡 1 天以上；或者將羅漢果糖 1/2 杯、水 1/2 杯、米醋 4 小匙、少許鹽混合拌勻，亦可替代味醂。

 Mia說 此道料理特地搭配含有維生素 D 的日曬香菇，並利用水果醬料中的維生素 C，來促進腸道對於板豆腐中鈣質的吸收。[31] 柳橙也可替換為葡萄柚、香吉士、橘子等柑橘類水果。如果不想沾醬食用的話，也可直接搭配 1 份水果來促進鈣的吸收。

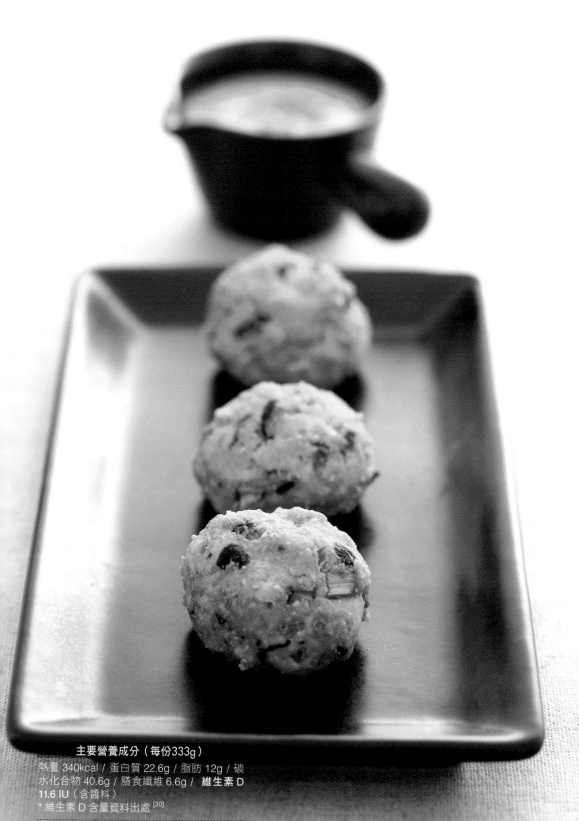

主要營養成分（每份333g）

熱量 340kcal / 蛋白質 22.6g / 脂肪 12g / 碳水化合物 40.6g / 膳食纖維 6.6g / **維生素 D 11.6 IU**（含醬料）

* 維生素 D 含量資料出處 [30]

蘑菇野菜燉

6 人份

材料：

日曬乾香菇 60g
冷開水或蔬菜高湯
　800g（作法見
　P.160）
罐頭白豆（固形物）
　100g
新鮮白蘑菇 300g
新鮮蠔菇 250g
馬鈴薯 300g
紅蘿蔔 100g
芹菜 60g
初榨橄欖油 20g
白味噌 80g
豌豆莢 200g
無糖豆漿 500g
鹽 8g
研磨黑胡椒 5g

1　乾香菇洗淨，放入 800g 冷開水或蔬菜高湯中浸泡備用。

2　備一鍋滾水，將白豆取出氽燙後瀝乾，放涼備用。

3　蔬菜洗淨；將白蘑菇、蠔菇及擠乾水分的香菇切片，馬鈴薯、紅蘿蔔切約 3cm 方塊，芹菜切 5cm 長段。

4　厚湯鍋內側底部擦乾，倒入橄欖油，以大火爆香芹菜及香菇，至香氣散出後，盛出放入食物調理機中。

5　原鍋繼續加入白蘑菇及蠔菇炒至香，取出 1/5 放入食物調理機中，剩餘 4/5 留在鍋中。

6　原鍋續加入馬鈴薯、紅蘿蔔炒香，取出 1/3 的馬鈴薯放入食物調理機中。

7　接著將白味噌加入調理機中，打勻後全部倒回鍋中。

8　將其餘所有材料加入湯鍋中，以大火煮滾後轉小火，待紅蘿蔔及馬鈴薯熟透即可。

Mia說　罐裝白豆的白豆湯汁用電動打蛋器高速攪打後，會形成類似打發蛋白的狀態，可取代蛋白使用。只要輕輕拌入融化的 100g 的 85% 黑巧克力，再依個人喜好增添甜味與否，放入冰箱冷藏，就是一道不浪費食材的甜點囉！煮過鷹嘴豆的水也可以如此使用，有興趣的朋友可上網查詢：Aquafaba。

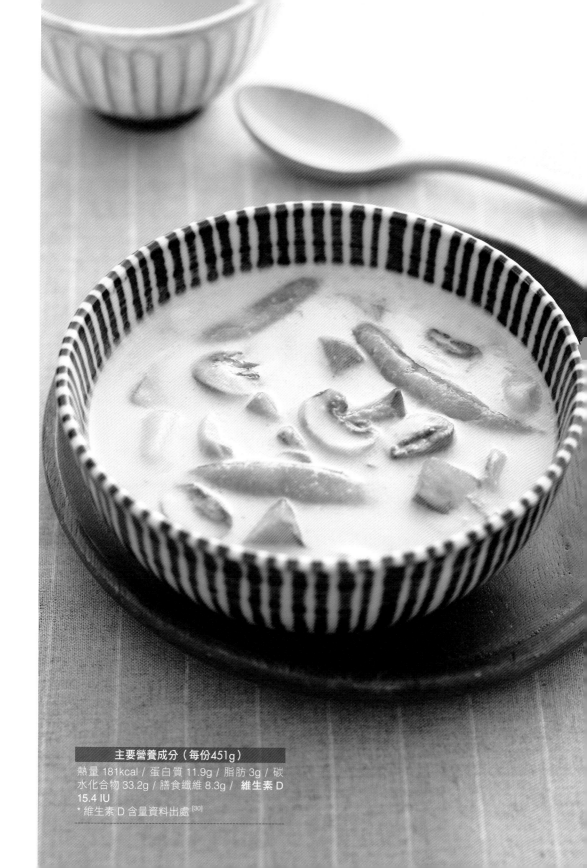

主要營養成分（每份451g）

熱量 181kcal／蛋白質 11.9g／脂肪 3g／碳水化合物 33.2g／膳食纖維 8.3g／ **維生素 D 15.4 IU**

* 維生素 D 含量資料出處 [30]

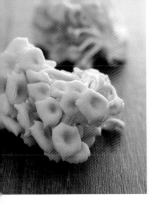

珊瑚菇

又稱為金頂蘑菇、黃金菇，頂部呈黃色，形狀類似珊瑚，烹煮過後會散發腰果般的香氣。它的好處包括低熱量、高膳食纖維、低脂肪、含多種維生素及礦物質，而各種不同的菇類，還含有不同功效的多醣體。

人體的消化酵素無法消化 β- 葡聚醣這種多醣體[32]，然而它卻能刺激腸壁上的免疫細胞，進而有助於調節免疫系統、活化巨噬細胞、自然殺手細胞， 對健康十分有益。

鷹嘴豆香菇濃湯

4 人份

材料：
日曬乾香菇 50g
水 200g
生鷹嘴豆 100g
初榨橄欖油 15g
新鮮珊瑚菇 100g
豆腐乳 20g
無糖豆漿 200g

調味料：
研磨黑胡椒 3g
鹽 3g
西班牙紅椒粉 5g

1 乾香菇洗淨泡水泡軟後，擠乾水分取出切成細絲，香菇水留著備用。

2 鷹嘴豆以自己喜好的方式煮熟（電鍋、電子鍋、壓力鍋煮法，請見 P.159）。

3 鍋中加入橄欖油加熱，放入香菇絲與洗淨的珊瑚菇炒香，再加入豆腐乳以小火炒碎焗香。

4 將作法 2 中 2/3 的煮熟鷹嘴豆，與無糖豆漿、香菇水，一起放入食物調理機中攪打至質地細緻，再倒入鍋中以小火加熱。

5 加入黑胡椒及鹽調味，放入作法 2 剩餘 1/3 的鷹嘴豆，煮至滾沸即可起鍋，最後撒上紅椒粉即可。

Mia 說 無糖豆漿也可以替換成原味腰果奶、燕麥奶、杏仁奶，甚至可以加入鈣質含量豐富的板豆腐取代部分無糖豆漿，可呈現不同的風味及質地。若將此道食譜內的無糖豆漿替換成板豆腐時，食譜中的日曬香菇所含的維生素 D 更能提升板豆腐中的鈣質吸收。

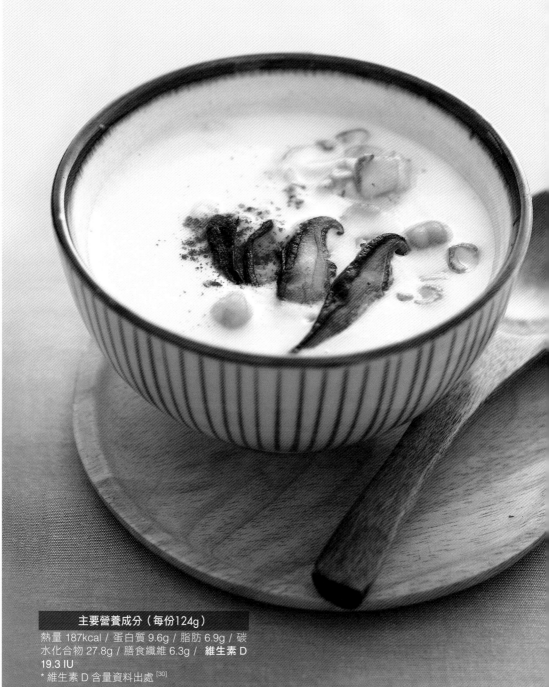

主要營養成分（每份124g）

熱量 187kcal / 蛋白質 9.6g / 脂肪 6.9g / 碳
水化合物 27.8g / 膳食纖維 6.3g / **維生素 D
19.3 IU**
* 維生素 D 含量資料出處 [30]

Chapter 5

大地的恩惠
礦物質
補給料理

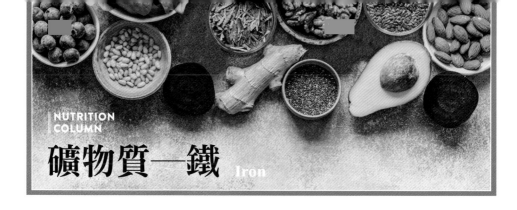

礦物質—鐵 Iron

眾所周知，缺鐵為導致缺鐵性貧血的原因之一，而動物內臟和牛肉又是大眾普遍認知含鐵量豐富的食材，也因此吃素和缺鐵與貧血的觀念一直被劃上等號。

> 迷 思 吃素的人都會缺鐵和貧血嗎？

飲食中鐵的來源有血基質鐵（二價鐵）和非血基質鐵（三價鐵）兩種形式。動物來源中約有 40% 為非血基質鐵，其餘為血基質鐵；所有存在於植物中的鐵質則全部都是非血基質鐵。人體對於非血基質鐵的吸收率比較低，約為 5%；血基質鐵則為 20 ～ 30%，這也是造成多數人認為吃素容易缺鐵的原因之一。但其實植物性來源的鐵，反而有優勢存在。

過多與不足的風險

存在於紅血球中的血紅素，是負責運送全身氧氣的一種含有鐵質的蛋白質，由此可知鐵質是合成血紅素的重要原料。但「鐵」也是一把雙面刃，缺乏時會有貧血的風險，然而一旦過量，它也扮演著促氧化劑的角色，會造成肝硬化風險、協助自由基形成，除了對心血管健康不利，也與第二型糖尿病、大腸癌等慢性疾病有關。

不過人體對於鐵有調節機制，當體內鐵存量不足時，小腸會提升鐵的吸收率，身體也會根據需求來調整吸收率；當體內的鐵儲存足夠時，小腸會降低對於鐵的吸收。而**這個調節機制對於植物性來源的三價鐵作用較好，這也是植物性來源鐵的優勢。**

素食者的鐵質攝取原則

如果想從植物性食物中補充鐵質，右表所列的食物，都是含鐵量的豐富來源。

種類	食物
豆科植物	紅土花生、海軍豆、紅腰豆、鷹嘴豆、碗豆、扁豆、紅豆、米豆、花豆、黑豆、大豆。
穀類	燕麥、糙薏仁、小麥、黑麥片。
水果類	黑棗乾、紅棗乾、紅龍果、紅肉李子、龍眼乾、加州蜜棗、杏桃乾。
堅果種子類	腰果、杏仁、南瓜子、黑芝麻、黑芝麻粉、蓮子。
蔬菜類	紅莧菜、紅鳳菜、山苦瓜、山芹菜、龍葵、香椿、地瓜葉、紫色花椰菜、蘆筍。
海藻類	紅毛苔、紫菜、髮菜、壽司海苔、海帶等。 須注意的是，乾重 100 公克的含量確實很高，但一次不可能食用如此大量。

提升鐵質吸收率的飲食法

最常見會干擾鐵質吸收的因素，就是普遍存在於全穀類、乾豆類、堅果種子中的植酸。然而**穀類和豆類只要經過浸泡、催芽，甚至發酵（如天貝、納豆），就可大幅減少植酸的影響**。此外，攝取鐵質含量較高的食物時，若同時搭配**柑橘類水果、莓果類、醋、酸菜、發酵蔬菜等含有「有機酸」的食材**，這些酸性物質也具有減少植酸的影響效果。

此外有研究顯示，**同時攝取 100 毫克的維生素 C，可使鐵質吸收率提升三倍，且當植酸越高時效果越佳**。[33] 但並不需要因此而去攝取大劑量的補充劑，100 毫克的維生素 C 在日常飲食中非常容易達成，像是生的甜椒、芭樂、柑橘類水果、木瓜、草莓、奇異果、生的大番茄……等，都是維生素 C 含量豐富的食物來源 。

想要提升鐵質的吸收率，除了採取上述飲食法，同時也要避免下列這些會降低鐵質吸收的飲食方式，以免作用相互抵消。

- **避免在用餐中前、中、後飲用濃茶、咖啡等多酚類含量豐富的食物**，會降低約 60 ～ 80% 的鐵質吸收率，建議要和餐間隔 2 小時再飲用。
- **避免同時食用鐵質豐富的食物與高鈣食物、鈣質補充劑**。300 ～ 600 毫克的鈣質，會降低 30 ～ 50% 該餐非植物性鐵質的吸收率，但當鈣質小於 50 毫克時則沒有影響。

攝取鐵質不求一次到位，原則上只要每天持續且分散在各餐的飲食中，藉由多元的食材以及加強吸收率的方法來攝取，**良好的全植物飲食並不會導致缺鐵**。

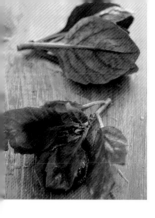

紅鳳菜

台灣俗稱的紅菜，日文稱為水前寺菜、金時草，煮熟後的汁液呈紫紅色，葉片則為深綠色。紅鳳菜的鐵質含量高，每 100g 可提供約 6g 的鐵質，與維生素 C 含量豐富的食物一起食用，能大幅度的提升其吸收率，其中 β- 胡蘿蔔素、鉀的含量也十分豐富。

紅鳳溫沙拉

4 人份

材料：
乾昆布 20g
紅鳳菜 400g
菠菜 200g
紅蘿蔔 100g
白芝麻 30g

醬汁：
無糖純花生醬 30g
嫩豆腐 300g
高純度異麥芽寡醣漿
　15g
白醬油 15g
鹽 5g

1　昆布洗去灰塵後，泡水泡軟備用。

2　蔬菜洗淨；紅鳳菜、菠菜去梗，切成小段；紅蘿蔔、昆布切絲，汆燙後瀝乾備用。

3　製作醬汁。將花生醬放入大碗中稍微攪拌出香氣，加入嫩豆腐及其他醬汁材料攪拌均勻，即為醬汁。亦可用食物調理棒攪拌製作。

4　將放涼的紅鳳菜、昆布、菠菜及紅蘿蔔與醬汁一起拌勻，最後將白芝麻用胡椒研磨器磨成粉撒上即可。

紅鳳菜是鐵質含量很高的蔬菜，唯獨風味強烈，所以藉由醬汁和嫩豆腐，來使其風味變得柔和。本道料理的嫩豆腐「不可」替換為含鈣質凝固劑的板豆腐或傳統豆腐，以免影響料理中鐵質的吸收。

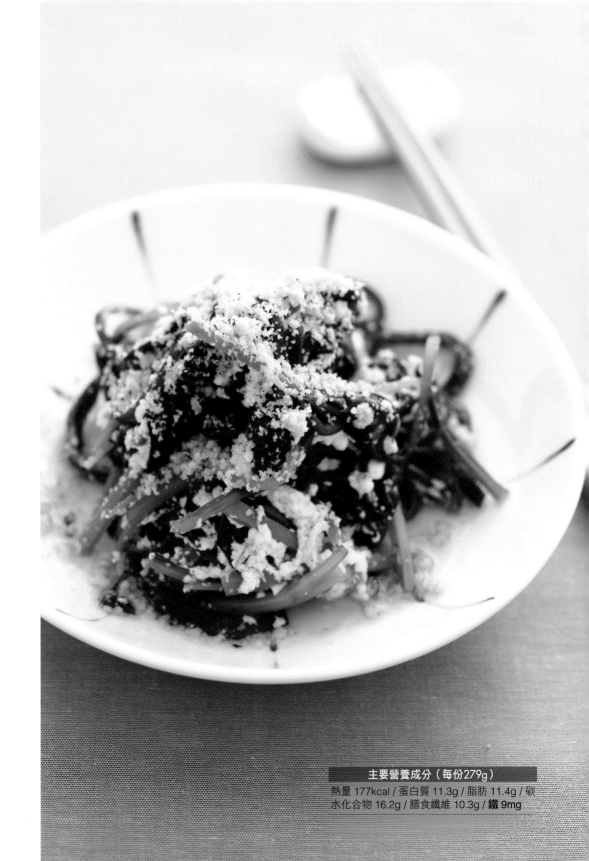

主要營養成分（每份279g）

熱量 177kcal / 蛋白質 11.3g / 脂肪 11.4g / 碳
水化合物 16.2g / 膳食纖維 10.3g / **鐵 9mg**

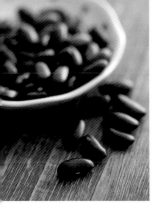

紅腰豆

又名紅芸豆、紅腎豆，外形類似腎臟，呈深紅色，營養價值與其他豆類一樣都很豐富。但「生的」紅腰豆含有較高的植物血球凝集素，若攝取生的或未煮至熟透的紅腰豆，會產生腹瀉、嘔吐、噁心等症狀，不過只要加熱烹調就能解決這個問題了。作法是先將紅腰豆徹底浸泡 18 小時以上 [34]，再以 100℃另備滾水煮 60 分鐘以上，或以壓力鍋煮 30 分鐘，即可安心享用營養價值豐富的豆子。

枸杞紅腰豆

3 人份

材料：
生紅腰豆 100g
生紅豆 100g
蘋果 50g
水梨 50g
芭樂 50g
葡萄柚 50g
枸杞乾 30g
檸檬皮 5g

調味料：
檸檬汁 20g
檸檬皮屑 1g
初榨橄欖油 10g
純素無酒精味醂 20g
高純度異麥芽寡醣漿 10g
鹽 3g
梅粉 2g

1　紅腰豆與紅豆分別洗淨，以室溫約30℃的水浸泡 4 小時後，再冷藏浸泡 14 小時以上，取出洗淨瀝乾。

2　以自己喜好的方式，將紅腰豆與紅豆分別煮熟（電鍋、電子鍋、壓力鍋煮法，請見 P.159），取出放涼備用。

3　將蘋果、水梨、芭樂洗淨後，切成約 1.5cm 小丁；葡萄柚取果肉剝成瓣。

4　枸杞乾洗淨後，與全部調味料拌勻，再加入放涼的紅豆、紅腰豆及水果丁拌勻。

5　放入冰箱冷藏一晚入味，食用前再將檸檬皮切絲，拌入增加香氣。

 純素無酒精味醂 DIY：將羅漢果糖 10g、脆梅 2 顆、純水 100g 混合靜置 1 天以上；或者將羅漢果糖 1/2 杯、水 1/2 杯、米醋 4 小匙、少許鹽混合拌勻，亦可替代味醂。

 葡萄柚也可替換成柳丁、柑橘、奇異果等維生素 C 含量豐富的水果，以利提升紅豆、紅腰豆的鐵質吸收率。

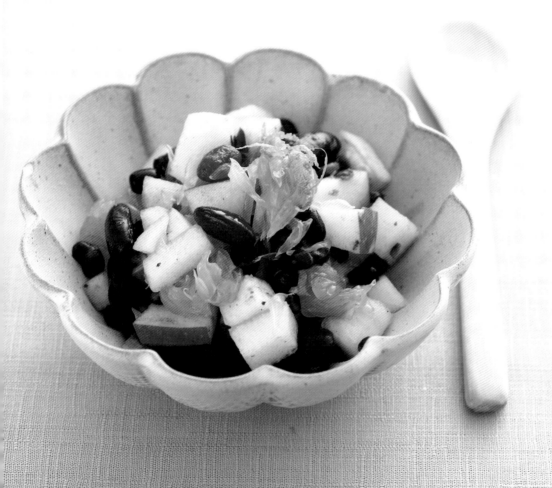

主要營養成分（每份159g）

熱量 284kcal / 蛋白質 15.4g / 脂肪 4.3g / 碳
水化合物 58.8g / 膳食纖維 17.8g / **鐵** 5mg

香檸紅莧菜韓式拌飯

4 人份

材料：

生糙米 60g
生大薏仁 60g
紅莧菜 400g
白蘿蔔 75g
紅蘿蔔 75g
黃豆芽 150g
冷凍毛豆仁 100g
生豆皮 150g
特級橄欖油 5g
小黃瓜 100g
純素韓式泡菜 150g
（作法見 P.172）

調味料：

檸檬汁 15g
檸檬皮屑 5g
韓式辣醬 50g
（作法見 P.172）

1　糙米與大薏仁一起洗淨，以室溫約30℃的水浸泡4小時後，再冷藏浸泡 8 小時以上，取出洗淨瀝乾。

2　將作法 1 放入電鍋煮熟（內鍋米 1：水 1.6，外鍋水 1.5 杯）。

3　蔬菜洗淨；備一鍋滾水，將紅莧菜汆燙後取出瀝乾，切成約 5cm 長段；白蘿蔔、紅蘿蔔、小黃瓜切細絲。

4　續將黃豆芽及毛豆仁入鍋汆燙至熟，撈起備用。

5　不沾鍋加入橄欖油加熱，加入生豆皮煎至雙面上色，盛出切絲。

6　將糙米薏仁飯鋪在碗底，整齊排上紅莧菜、黃豆芽、白紅蘿蔔絲、小黃瓜絲等食材，中央放上韓式泡菜，盛上 1 匙韓式辣醬。

7　最後淋上檸檬汁及檸檬皮屑，拌勻後即可食用。

Mia 說　紅莧菜的鐵質含量在蔬菜類食物中名列前茅，每 100g 即含有 11.8 mg 的鐵質。本道料理特別設計搭配泡菜一起食用，是希望藉由其中所含的乳酸來促進鐵質吸收 [35]；而添加了檸檬汁和檸檬皮的調味醬汁，也可提升鐵質吸收率。但由於蔬菜量多、纖維含量較高，口感會偏澀，所以設計料理時將蔬菜都切成小段，以拌飯的形式來料理，較容易入口。

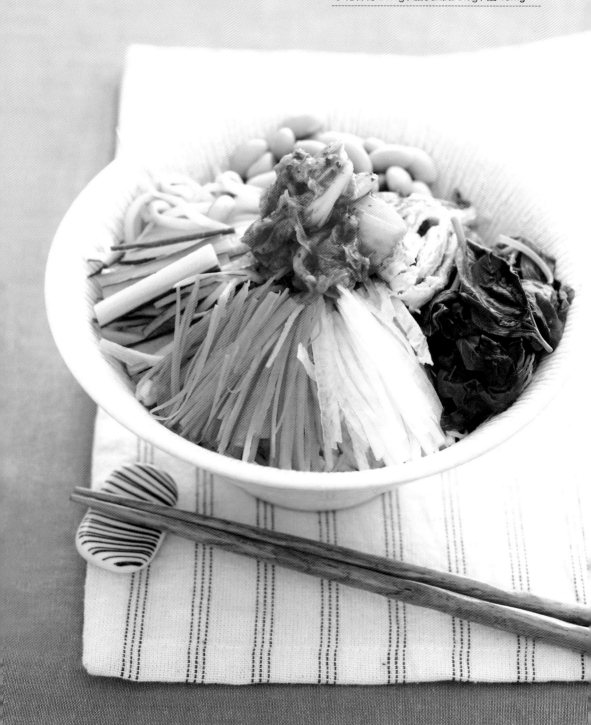

主要營養成分（每份346g）

熱量 301kcal / 蛋白質 22.2g / 脂肪 10.3g / 碳
水化合物 37.4g / 膳食纖維 9.8g / **鐵** 15mg

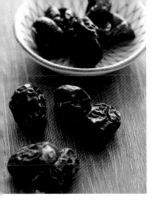

紅棗‧加州蜜棗‧椰棗

大部分果乾含有豐富的膳食纖維和植物多酚，具促進排便與抗發炎、抗氧化等作用。此外，紅棗中還含有抗發炎的三萜酸和有助睡眠的樺木酸及類黃酮。[36] 加州蜜棗則富含鉀、鎂、磷、硼、鐵等礦物質。每天攝取加州蜜棗乾，可改善總膽固醇、發炎指標、氧化壓力 [37] 等心血管疾病風險指標，以及停經婦女的骨質流失。[38] 而在一項為期 3 週的研究中，每天吃 7 個椰棗（約 50g）與沒有吃的人相比，更顯著改善了排便頻率。[39]

紅豆核棗糕

10 人份

材料：
生紅豆 400g
椰棗（或桂圓肉）
　　150g
奇亞籽 30g
熱開水 90g
無糖豆漿 250g
鹽 2g
核桃 100g

三棗醬（30 份）：
紅棗 200g
加州蜜棗 200g
椰棗 200g
熱開水 800g
鹽 2g

1　紅豆洗淨，以室溫約 30℃的水浸泡 4 小時後，再冷藏浸泡 12 小時以上，取出洗淨瀝乾；核桃以室溫 30℃的水浸泡 4 小時後，再冷藏浸泡 8 小時以上備用。

2　將作法 1 放入電鍋中煮熟後（紅豆 1：水 2，外鍋水 2 杯），取出瀝乾。

3　椰棗浸泡熱開水（份量外），去籽備用；奇亞籽放入食物調理機打成粉，與熱開水 90g 一起拌勻，靜置 15 分鐘。

4　將奇亞籽粉漿、紅豆、瀝乾的椰棗、無糖豆漿、鹽放入調理機打勻後，再將核桃瀝乾切碎加入拌勻。

5　將麵糊倒入鋪有烤焙紙的方形烤模中（下圖），放入已預熱至 150℃的烤箱中烘烤約 40 分鐘至熟，取出放涼即完成，可搭配三棗醬一起食用。

6　製作三棗醬。將三種果乾浸泡熱水 30 分鐘後，取出去籽，將果肉與鹽放入調理機中打勻即成。

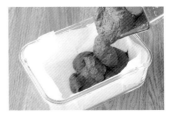

 切塊分裝後，可冷凍保存約 3 個月，食用前再冷藏退冰至軟即可。

 紅豆的鐵質豐富，料理方式除了一般人熟知的紅豆湯、紅豆飯以外，也能加點巧思做成點心，變化出不同的風味和口感。此外還可搭配含有莓果的高蛋白抹醬（見 P.73），除了能增加鐵質吸收率，也是補充蛋白質、且風味絕佳的健康甜品。

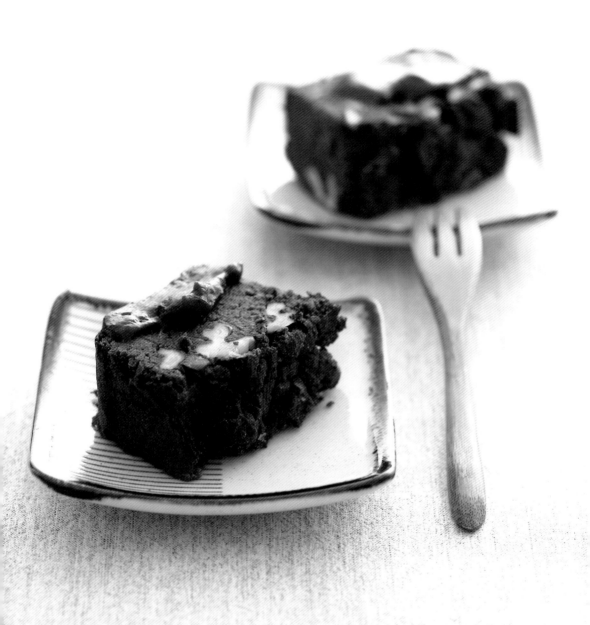

主要營養成分

紅豆核棗糕（每份 102g）：熱量 245kcal／蛋白質 11.8g／脂肪 8.5g／碳水化合物 38.2g／膳食纖維 10.4g／**鐵 6mg**

三棗醬（每份47g）：熱量 51kcal／蛋白質 0.6g／脂肪 0.1g／碳水化合物 13.3g／膳食纖維 1.4g／鈣 6mg／鉀 84mg／鐵 0.3mg

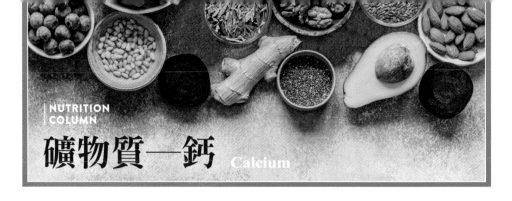

礦物質—鈣 Calcium

大眾對於鈣最關注的兩大議題，不外乎青春期與身高有關的骨骼發育，以及老年期缺鈣會導致的骨質疏鬆。然而我們的飲食文化根深蒂固地存在著——「補鈣的最佳選擇不外乎牛奶和大骨湯」的觀念。但事實的真相又是如何呢？

迷思一 喝大骨湯才能轉大人？
迷思二 乳製品是最佳的鈣質來源？

大骨湯是以動物的骨頭長時間熬製，但骨頭中的鈣質很難在熬製過程中被溶解出來。經學者採樣研究後得知，即使透過加入醋來幫助鈣質溶出，每碗 240 毫升的大骨湯平均含鈣量僅有 9.2 毫克 [40]，每日成人建議鈣質攝取量為 1000 毫克。也就是說，即使喝下 100 碗也無法達到標準。

能吸收多少食物中的鈣質也是一項需要參考的重點。以下表的數據來看，如果只看鈣質含量，的確牛奶的鈣質含量較高，但這如果連同吸收率一起考量，則兩者能提供的鈣質含量是相同的。由此可見，**即便不食用乳製品，也能透過攝取低草酸、鈣質含量較高且吸收率較佳的綠色蔬菜，來攝取鈣質。**

食物	份量	鈣含量	吸收率	預估鈣質吸收量
芥藍菜	200 公克（煮熟 1 碗）	362 毫克	40% [41]	144.8 毫克
全脂牛奶	480 公克（2 杯）	480 毫克	30%	144 毫克

鈣的功能與骨質疏鬆

鈣質約佔人體總重量的 2%，其中有 99% 的鈣質儲存於骨骼、牙齒，1% 則儲存於軟組織、血液、神經之中。眾所周知鈣對於骨質的重要性，此外鈣也具有參與凝血反應、神經傳導、協助肌肉放鬆、調節血壓、控制細胞膜的通透性……等功能。即便這些功能僅需要體內約 1% 的鈣，但如果鈣質攝取不足，身體便會分解骨骼中的鈣質，也就是大家常常聽到的「骨本」，來維持身體的運作。**處於這種狀況的時間一長，很可能會讓鈣質逐漸流失、骨質減少，進而導致骨質疏鬆。**

素食者的鈣質攝取原則

　　草酸存在於許多植物性食物中，它會與腸道內的鈣結合，形成無法溶解也不被腸道吸收的草酸鈣，然後再從糞便排出。以高草酸的菠菜為例，菠菜中只有約 5% 的鈣能被人體吸收。從這點也可說明，大家常擔心吃菠菜豆腐湯會引起結石的狀況，是不會發生的。

　　低草酸葉菜類的鈣質吸收率有 40 ～ 60% 不等，建議素食者可以透過攝取這類鈣含量較高的蔬菜[1]、蔬果和豆製品，來獲得鈣質。

葉菜類 （100 公克）	鈣含量 （毫克）	非葉菜類 （100 公克）	鈣含量 （毫克）	豆製品 （100 公克）	鈣含量 （毫克）
芥藍菜	181	秋葵（約 12 根）	94	大黑豆干	335
蘿蔔葉	158	綠花椰菜	44	干絲	287
荷葉白菜	131	新鮮無花果	363	五香豆干	273
小松菜（日本油菜）	126	香吉士	36	板豆腐（傳統豆腐）	140
青江菜**	122	黑芝麻*	1354		
小白菜**	109	杏仁	253		
黑葉白菜	101				
大芥菜	98				
芥菜（平均值）	80				

* 黑芝麻通常不可能吃到 100 公克的量，換算 10 公克約含有 135.4 毫克的鈣。
** 土植 10 月取樣。

提高鈣質吸收率的飲食法

　　建議多食用低草酸且鈣質含量較高的十字花科蔬菜。此外只要將豆類、堅果、種子透過浸泡（將浸泡水倒除）、催芽後再烹煮，就能降低草酸含量。烹煮方式則以「水煮」對於去除草酸的效果最佳。另外，搭配含有維生素 D 的食物，也可刺激小腸吸收鈣質，例如日曬香菇。

　　然而飲食中攝取過量的鈉以及加工食品中的磷酸鹽、酒精、香菸、部分藥物（如長期使用制酸劑、利尿劑、含鋁藥物），都會降低鈣質吸收率，應盡量避免。

1 出自台灣食品成分資料庫 2019 版 (UPDATE1)1090401。

柚香蘿蔔葉

材料：
白蘿蔔葉 250g
白蘿蔔皮 200g
鹽 10g
橄欖油 10g
柚子果肉 100g

調味料：
柚子粉 2g
七味粉 3g
白味噌 40g
純素無酒精味醂 30g
糯米醋 10g
醬油 5g

1 白蘿蔔葉及白蘿蔔皮洗淨，與鹽一起拌勻，醃漬半小時出水後（下圖），洗淨鹽分後擠乾，切碎備用。

2 鍋中放入橄欖油加熱，加入蘿蔔葉及皮，以大火炒香備用。

3 將所有調味料混合均勻備用。

4 將柚子果肉與炒香的蘿蔔皮、葉一起拌勻，最後與調味料拌勻後放入冰箱冷藏一晚，隔天入味後即可食用。

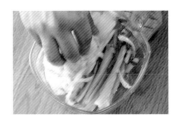

 純素無酒精味醂 DIY：將羅漢果糖 10g、脆梅 2 顆、純水 100g 混合浸泡 1 天以上；或者將羅漢果糖 1/2 杯、水 1/2 杯、米醋 4 小匙、少許鹽混合拌勻，亦可替代味醂。。

 蘿蔔葉與蘿蔔皮在料理過程中經常被丟棄，但其實極為可惜。因為蘿蔔葉也屬於鈣質吸收率較高的十字花科蔬菜，每 100g 即含有約 158 mg 的鈣質。搭配含維生素 C 的柚子果肉，更可幫助鈣質吸收。柚子亦可替換成其他柑橘類水果，均可達到相同的功效。

主要營養成分（每份158g）

熱量 69kcal / 蛋白質 2.8g / 脂肪 3.3g / 碳水
化合物 9.3g / 膳食纖維 2.8g / **鈣** 122mg

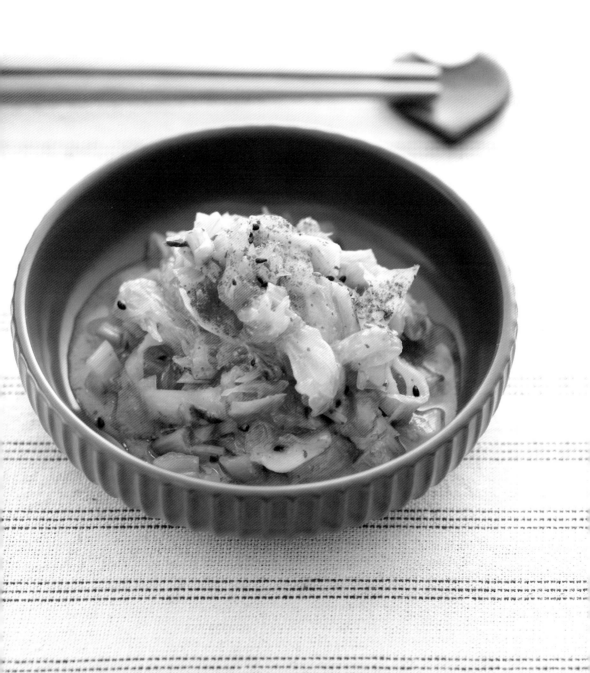

三色芥藍干絲

材料：

芥藍菜 300g
紅甜椒 100g
黃甜椒 100g
白豆干 200g
初榨橄欖油 15g
黑芝麻粉 30g

調味料：

鹽 6g
高純度異麥芽寡醣漿
　　6g

1 蔬菜洗淨；芥藍菜連粗梗帶葉一起切細絲，紅、黃甜椒切小丁備用。

2 豆干切絲，鍋中加入橄欖油加熱炒香豆干絲，取出放涼備用。

3 鍋中另放入芥藍菜拌炒片刻，再次加入豆干絲炒香，加入鹽、寡醣漿拌勻，熄火後再加入紅、黃甜椒拌勻，以保留維生素 C。

4 盛入盤中，撒上黑芝麻粉即可。

Mia說　芥藍菜的鈣質含量雖然不是非常高，但其鈣質的吸收率將近 40%，而豆干的鈣質含量豐富，鈣吸收率為 30%（乳品也是 30%）[42]，芝麻則為 20%。因此特別讓芥藍菜、豆干、黑芝麻互相搭配，組合成一道高鈣且吸收率佳的美味料理。

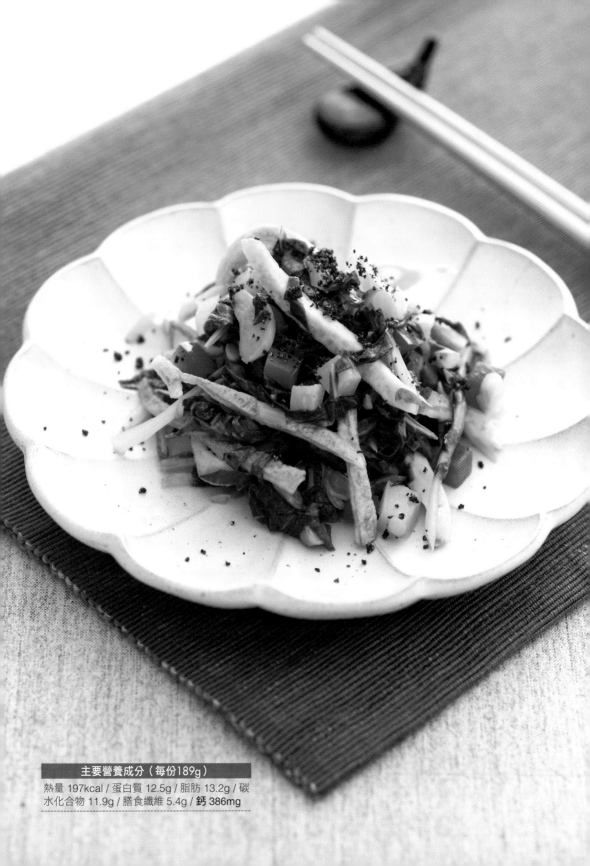

主要營養成分（每份189g）

熱量 197kcal / 蛋白質 12.5g / 脂肪 13.2g / 碳水化合物 11.9g / 膳食纖維 5.4g / **鈣** 386mg

小松菜綠咖哩

4 人份

材料：
生杏仁粒 60g
生鷹嘴豆 50g
小松菜 450g
青江菜 300g
山藥 150g
小辣椒 10g
新鮮檸檬葉 15g
薑 15g
無花果乾 100g
初榨橄欖油 20g
咖哩粉 20g
水 200g
無糖豆漿 400g
九層塔 40g
新鮮香茅 15g

調味料：
鹽 6g
白蔭油 20g
金桔汁 20g

1 杏仁及鷹嘴豆分別洗淨，以室溫約30℃的水浸泡4小時後，再冷藏浸泡14小時以上。

2 將杏仁撈起瀝乾備用；鷹嘴豆洗淨瀝乾後，以自己喜好的方式煮熟（電鍋、電子鍋、壓力鍋煮法，請見 P.159）。

3 蔬菜洗淨；備一鍋滾水，將小松菜和青江菜汆燙後撈出，浸泡在冰水中以保持顏色翠綠。

4 另備一鍋滾水，將山藥放入煮熟，或者以微波加熱至熟亦可。

5 小辣椒切小丁、檸檬葉切絲、薑切末、無花果切丁備用。

6 鍋中放入橄欖油加熱，以小火炒香薑末後，再加入咖哩粉炒香，最後將水 200g 倒入鍋中拌勻。

7 將鍋中材料倒入食物調理機中，加入豆漿、小松菜、青江菜、杏仁、九層塔、山藥打成漿。

8 將蔬菜漿倒回鍋中以小火加熱，加入香茅略煮片刻出味，再加入無花果丁及鷹嘴豆續煮至滾沸。

9 最後加入鹽及白蔭油調味，食用前淋上金桔汁即可。

 Mia 說 青江菜、小松菜是鈣質吸收率佳的深綠色蔬菜，青江菜的鈣質吸收率約為 53%。杏仁同樣也是鈣質來源，不過烹調前必須要先冷藏浸泡 18 小時，瀝乾後再加熱，以提升其吸收率。而食譜中的另一項食材——無花果乾，也是鈣質的來源，每 100g 無花果乾即含有 162 mg 的鈣。[30] 本道料理可說是高鈣食材的大集合！

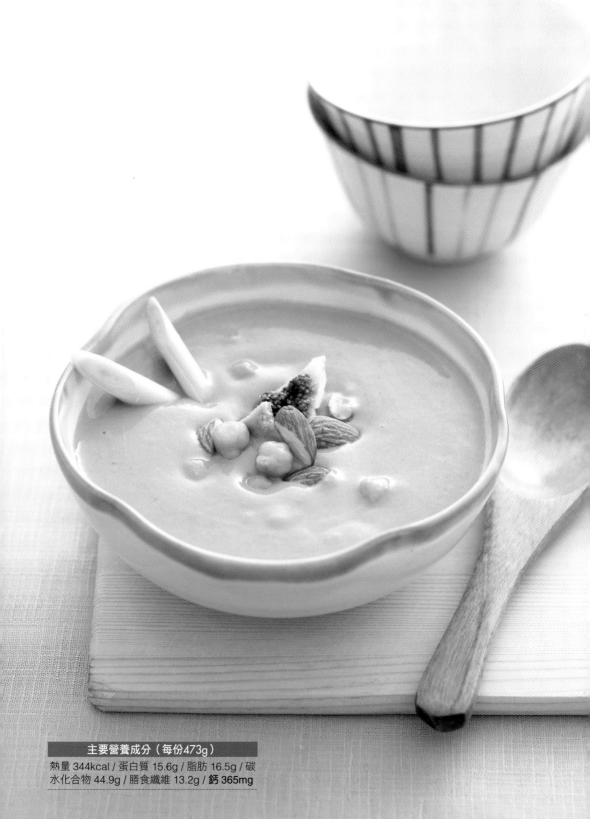

主要營養成分（每份473g）
熱量 344kcal / 蛋白質 15.6g / 脂肪 16.5g / 碳
水化合物 44.9g / 膳食纖維 13.2g / **鈣** 365mg

照燒豆腐綠花椰

4 人份

材料：
枸杞 30g
日曬乾香菇 30g
綠花椰菜 450g
紅蘿蔔 150g
板豆腐 300g
初榨橄欖油 5g
金桔汁 15g
白芝麻 30g

照燒醬：
醬油 30g
純素無酒精味醂 30g
冷開水（或香菇水）
　50g
高純度異麥芽寡醣漿
　20g
黑醋 5g
芝麻油 5g

1　枸杞洗淨泡水，香菇洗淨後泡水至軟後撈起瀝乾，香菇水可留著製作照燒醬使用。

2　蔬菜洗淨；綠花椰菜切成小朵後靜置 40 分鐘（可活化蘿蔔硫素）；備一鍋滾水汆燙 2 ～ 3 分鐘撈起瀝乾；紅蘿蔔切成正方形小片，入鍋汆燙後撈起瀝乾。

3　板豆腐洗淨後切成 4cm 小丁，不沾鍋加入橄欖油加熱，將豆腐入鍋以小火煎至雙面上色，盛出備用。

4　製作照燒醬。將照燒醬材料全部拌勻，放入鍋中以小火煮滾後放涼備用。

5　另起一鍋倒入 80ml 照燒醬，以小火將醬汁煮滾後，加入香菇、綠花椰菜及紅蘿蔔拌炒約 1 分鐘，再將豆腐入鍋以小火煮至湯汁略微收乾。

6　加入金桔汁拌勻，最後撒上枸杞及白芝麻拌勻即可

 純素無酒精味醂 DIY：將羅漢果糖 10g、脆梅 2 顆、純水 100g 混合浸泡 1 天以上；或者將羅漢果糖 1/2 杯、水 1/2 杯、米醋 4 小匙、少許鹽混合拌勻，亦可替代味醂。。

 花椰菜與芥藍菜等十字花科的蔬菜，鈣質吸收率大約都有 50 ～ 60%，綠花椰菜的鈣質吸收率約為 52%。[43] 搭配含有維生素 D 的日曬乾香菇，可促進腸道對於鈣質的吸收。

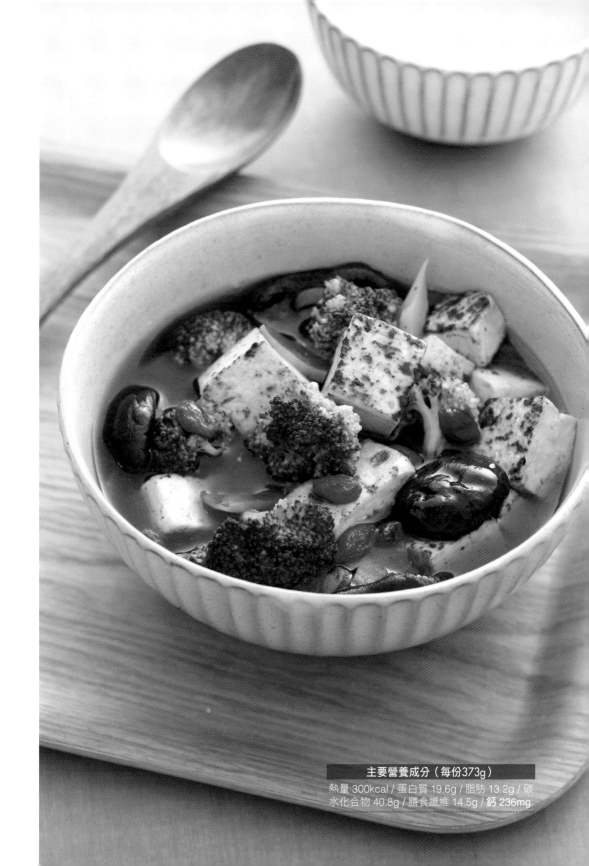

主要營養成分（每份373g）

熱量 300kcal / 蛋白質 19.6g / 脂肪 13.2g / 碳
水化合物 40.8g / 膳食纖維 14.5g / **鈣 236mg**

黑芝麻鬆餅

3 人份

材料：
奇亞籽 45g
燕麥片 125g
黑芝麻粉 100g
泡打粉 2.5g
鹽 0.5g
冷開水 400g
高純度異麥芽寡醣漿
　30g
偏熟去皮的香蕉肉
　280g

搭配材料：
小番茄、奇異果、柳
　橙果肉各適量

淋醬材料：
嫩豆腐 300g
高純度異麥芽寡醣漿
　60g
冷凍莓果 50g
無糖豆漿 45g

1　將奇亞籽、燕麥片、黑芝麻粉、泡打粉、鹽、冷開水、寡醣漿、香蕉肉，依順序加入果汁機中，一起打勻成為麵糊，靜置 15 分鐘。

2　不沾平底鍋加熱，將 80g 的麵糊倒入鍋中，以小火乾煎至上色後，再翻面煎至金黃即可。

3　製作淋醬。將全部材料放入食物調理機或食物調理棒打勻即可。

4　黑芝麻鬆餅可單獨品嘗，也可以搭配新鮮水果與淋醬一起食用。

阿Q說 黑芝麻粉亦可自行用黑芝麻粒，以食物調理機打製成芝麻粉使用。

Mia說 黑芝麻的鈣質含量豐富，但烹調前要預先處理，才能大幅度增加鈣質的吸收率。在室溫 25 ± 2℃下，經 5 天催芽的黑芝麻，其植酸和草酸含量約可減少 50%。再經 120℃烘烤 1 個小時，也能減少將近 60% 的植酸。[44]

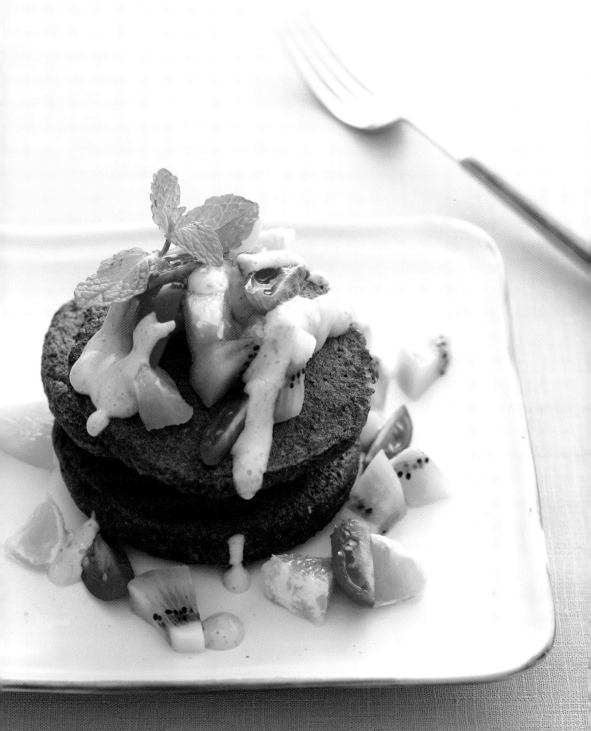

主要營養成分（每份246g）
熱量 372kcal / 蛋白質 11.2g / 脂肪 20.5g / 碳
水化合物 50g / 膳食纖維 14g / **鈣 472mg**（不
含水果及醬料）

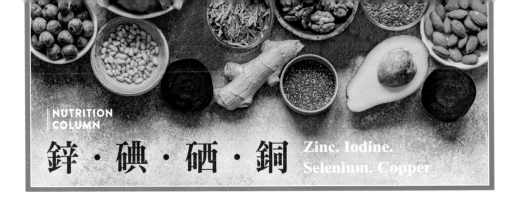

鋅・碘・硒・銅 Zinc. Iodine. Selenium. Copper

鋅的重要功能與飲食原則

鋅參與了體內 300 多種酵素的構成，對於維持正常的免疫機能、神經發育、傷口修復、皮膚生長、骨骼建造、生殖系統都扮演重要的角色。缺乏的話會使傷口癒合變慢、掉髮、免疫系統功能不全、舌炎、皮膚炎、感染率的增加，以及造成味覺、嗅覺的改變。

蛋白質有助於鋅的吸收，因此可以同時食用富含蛋白質和鋅的食物，例如豆類和堅果種子、穀類；此外，發酵過的黃豆製品也可提升鋅的利用率。

● 鋅的每日建議攝取量： 13 歲以上之男性為 15 毫克、女性 12 毫克。

🍽 鋅的植物性來源

主要以堅果、種子、豆類、穀類含量較為豐富，諸如堅果種子類中的芝麻、南瓜籽、松子、腰果、葵花籽、巴西堅果、花生、胡桃、杏仁等；豆類中的紅豆、鷹嘴豆、扁豆、毛豆、綠豆、米豆、豌豆、黃豆、皇帝豆等；豆製品中的傳統豆腐、嫩豆腐、無糖豆漿等；穀類中的糙薏仁、糙米 、燕麥等。以上植酸含量較高的食物，均可透過降低植酸的方法來提升吸收率。

碘的重要功能與飲食原則

碘是合成甲狀腺素的必要成分。甲狀腺素對於調節身體的基礎代謝率有非常重要的影響，特別是生長發育期間一旦缺乏，生長發育速率就會受到極大影響。如果懷孕時期碘攝取量不足，除了會提高早產、流產、胎死腹中的風險，還可能導致新生兒罹患呆小症，進而影響生長發育，甚至可能造成智力發展遲緩，嚴重者會導致中樞神經受損。

● 碘的每日建議攝取量： 13 歲以上為 150 微克。

🍽 碘的植物性來源

藻類以及加碘鹽（碘強化鹽）都含有碘。無調味的壽司海苔片只要 10 公克，就含有 210 微克的碘，10 公克的生裙帶菜亦含有 160 微克的碘，但含量不穩定，所以差異很大，因此在**飲食中最簡單且容易取得的方式是「加碘鹽」，但並不是要刻意增加鹽的使用量，而是替換的概念**——亦即將不含碘的進口鹽，在烹調時替換成普通的「加碘鹽」，並搭配適量的海藻類食物即可。

硒的重要功能與飲食原則

另外一個與甲狀腺功能相關的營養素是硒，在甲狀腺中可以發現很高的濃度。攝取足夠的硒，對於維持正常的甲狀腺功能是必要的，硒在人體中也能發揮抗氧化的作用。

植物食材中的硒含量，取決於土壤中的硒含量。某些植物累積的能力比較高，像是綠花椰菜、蘑菇。而台灣並非是處於「低硒」的區域，加上現在很容易購得巴西堅果（**一顆巴西堅果就可滿足每日建議攝取量**），其他的堅果種子類、穀類也可提供部分，**正常均衡飲食的狀態下，要達到足夠攝取量其實並不難。**

● 硒的每日建議攝取量： 19 歲以上成人為 55 微克。

🍽 硒的植物性來源

想要在日常飲食中補充硒，可多食用以下含硒量豐富的食材，包括每天總合 30 公克的巴西堅果、葵花籽及其堅果醬、白芝麻醬、腰果，或者煮熟的大麥、糙米等。

銅的重要功能與飲食原則

銅主要擔任催化的作用，在各種含有銅的酵素中負責電子的傳遞，而且能促進鐵的吸收。缺銅時的症狀包含小球性貧血、白血球數目低落、皮膚與頭髮色素缺乏、免疫功能失常、骨骼發育異常及骨礦物質減少、心血管功能異常等。

● 銅的每日建議攝取量：台灣無此建議，美國則為 19 歲以上成人 900 微克。

🍽 銅的植物性來源

想要在日常飲食中補充銅，可多食用以下含銅量豐富的食材，主要以堅果種子類為主，包括：芝麻、腰果、巴西堅果、核桃、松子、開心果、亞麻仁籽、胡桃、花生、榛果等。

南瓜籽糙米仙貝

10 片

材料：
南瓜籽 100g
糙米飯 200g（熟重）

調味料：
醬油 20g
海苔粉 30g

1 南瓜籽以室溫約 30℃的水浸泡 4 小時後，再冷藏浸泡 8 小時以上。

2 將南瓜籽瀝乾，與糙米飯一起放入調理機中打勻，可保留一些顆粒不要打得太細。

3 將米糊取出，倒在烘焙紙上整型成圓片，可再疊上一張烘焙紙用擀麵棍擀平（下圖）。

4 放入預熱至 145℃的烤箱中，烤約 30 ～ 40 分鐘至質地脆硬即可出爐。

5 取出後刷上醬油，撒上海苔粉即可食用。

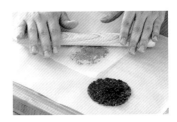

Mia說　全穀類以及南瓜籽都是鋅的良好來源，但由於植酸會影響其吸收率，所以烹調前要先浸泡使植酸降解，以利其吸收；或者加以烘烤也能減少植酸。
不同類型的蛋白質，對於鋅的吸收也會產生不同的影響。牛奶中的酪蛋白對鋅的吸收有抑制作用，而黃豆的大豆蛋白則沒有影響 [45]，母奶中的鋅生物利用率也比牛奶來得高。

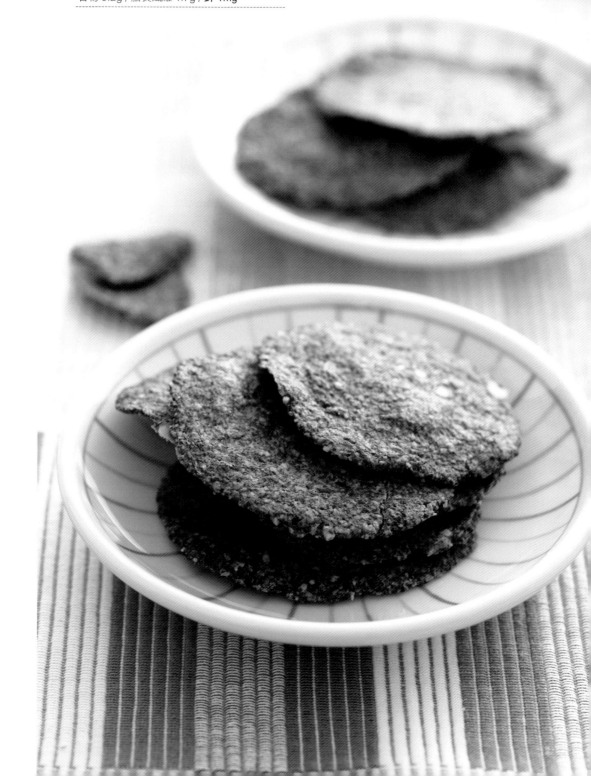

主要營養成分（每份23g）
熱量 92kcal / 蛋白質 4.8g / 脂肪 5g / 碳水化
合物 9.2g / 膳食纖維 1.7g / **鋅** 1mg

涼拌海帶芽

4 人份

材料：
乾燥海帶芽 10g
小黃瓜 100g
白芝麻 10g
白醋 25g
羅漢果糖或高純度異
　麥芽寡醣漿 15g
鹽 3g
醬油 5g

1 海帶芽洗去表面灰塵，直接以滾水汆燙約 1 分鐘，撈起放涼備用。

2 小黃瓜洗淨後切成約 0.2cm 薄片。

3 白芝麻研磨成粉，將全部材料拌勻，放入冰箱冷藏 1 天後即可食用。

Mia說 台灣的公共衛生早於民國 53 年實施全國食鹽加碘政策，但民國 93 年開放鹽品自由貿易後的進口鹽，並非全部都是加碘鹽，多數外食業者也不一定會使用加碘鹽，因此會產生碘缺乏的可能性。
海藻類也是碘的主要來源，所以除了加碘鹽，也能透過簡單的海藻料理來攝取到部分的碘。但由於海藻類的碘含量不穩定且差異很大，不能作為主要來源，因此建議料理時還是要搭配使用經濟實惠的加碘鹽，以獲得足夠的碘。

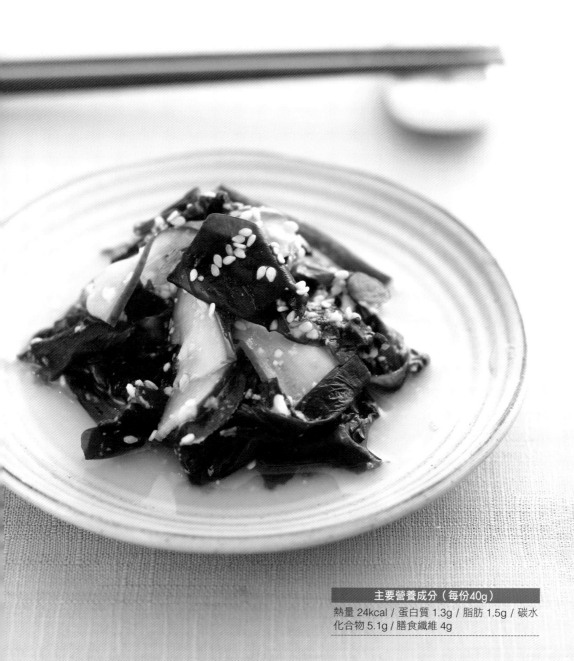

主要營養成分（每份40g）

熱量 24kcal / 蛋白質 1.3g / 脂肪 1.5g / 碳水
化合物 5.1g / 膳食纖維 4g

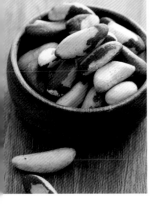

巴西堅果

巴西堅果正是「硒」最豐富的飲食來源之一。一顆巴西堅果平均含有約 68 ～ 91 μg（微克）的硒，只需一顆，就可達到每日成人建議攝取量 55 μg。

「硒」的主要功能為參與抗氧化防禦機制，構成人體主要的抗氧化酵素——穀胱甘肽過氧化酶的主要成分，協助有效清除多餘的自由基。而從飲食中獲得足量的硒，還可預防或幫助調節甲狀腺問題，如：甲狀腺功能低下。對於生殖系統、免疫系統健康，硒也都發揮了重要的作用。

堅果帕馬森爆米花

10 人份

材料：

巴西堅果 80g
松子 30g
含 B_{12} 無鹽營養酵母粉
　　45g
鹽 5g
玉米粒（爆米花用）
　　100g
椰子油 15g（微波時
　　可省略）

1 將巴西堅果與松子一起放入調理機中打成細碎狀，再加入營養酵母粉、鹽稍微拌勻。

2 將玉米粒放入牛皮紙袋中，將袋口封好，放入微波爐分段微波至完成；或者在鍋中放入椰子油，放入玉米粒拌勻，以小火加蓋加熱至玉米粒爆發完成。

3 取出爆好的玉米粒，撒上作法 1 的調味粉拌勻即可食用。

Mia說　相較於市售品，自製爆米花更可控制油品的品質以及調味料的使用。本道食譜利用巴西堅果來增加硒的攝取量，並搭配風味近似起司的含 B_{12} 營養酵母，以增加 B_{12} 的攝取。將作法 1 的調味粉，額外加入 1 湯匙的大燕麥片打碎，混入煮滾的腰果奶或無糖豆漿，或者其他種類的植物奶攪拌均勻，就是健康又美味的純素版白醬，可替代傳統白醬使用。

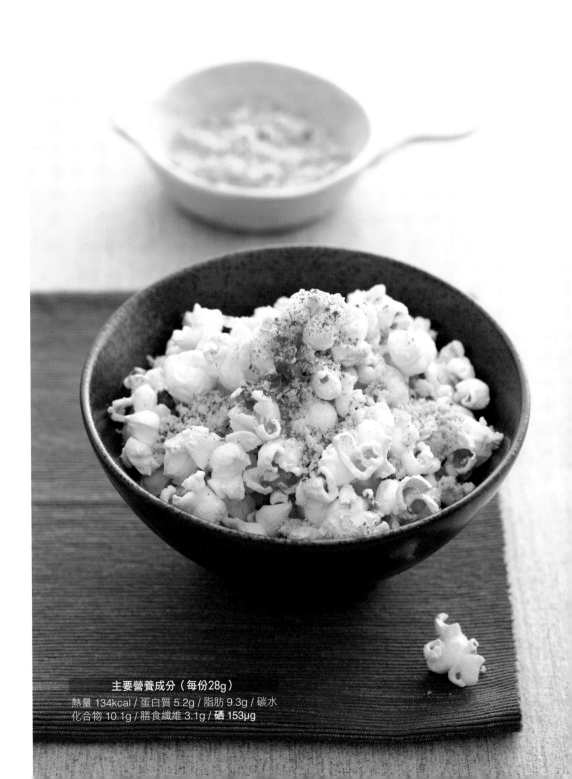

主要營養成分（每份28g）
熱量 134kcal / 蛋白質 5.2g / 脂肪 9.3g / 碳水
化合物 10.1g / 膳食纖維 3.1g / 硒 153μg

開心果濃湯

5 人份

材料：
無鹽去殼開心果 150g
生腰果 100g
白芝麻 50g
西洋芹 100g
白馬鈴薯（不去皮）
　200g
毛豆仁 100g
蔬菜高湯 800g
　（作法見 P.161）
白蘑菇 100g

調味料：
鹽適量
研磨黑胡椒適量

1 開心果、腰果、白芝麻以室溫約 30℃的水浸泡 4 小時後，
　再冷藏浸泡 8 小時以上備用。

2 蔬菜洗淨；西洋芹切片備用；馬鈴薯不需去皮直接切成
　1cm 厚片，與毛豆仁一起放入電鍋中蒸熟。

3 將開心果、腰果、白芝麻瀝乾，與馬鈴薯、西洋芹一起放
　入蔬菜高湯中煮滾後，再倒入調理機打勻即可倒出。

4 蘑菇切片，與毛豆仁一起入鍋炒香後取出，盛放在濃湯內
　即可。

* 無鹽開心果、生腰果、白馬鈴薯、毛豆仁的銅含量資料出處 [30]

 希望濃湯盛盤視覺豐盛一點，可多預留一些開心果、西洋芹、蘑菇等食材不要全部打碎，
做為濃湯上桌前的裝飾點綴。

Mia 說 對腰果過敏的人，可用葵花子或夏威夷豆替換腰果。
開心果營養豐富，富含單元、多元不飽和脂肪酸、蛋白質、膳食纖維、銅、鐵、鎂、鉀、
B_6、維生素 E、K、葉黃素、植物固醇、γ - 生育酚、白藜蘆醇、兒茶素，同時也是精胺
酸的良好來源（9.15g/100g）。精胺酸是體內生成血管擴張劑「一氧化氮」（NO）的前
驅物質，而一氧化氮可促進血管健康，具有許多與心血管疾病風險有關的生物活性作用，
包括：血管舒張、增加血流量、抗凝血作用等。

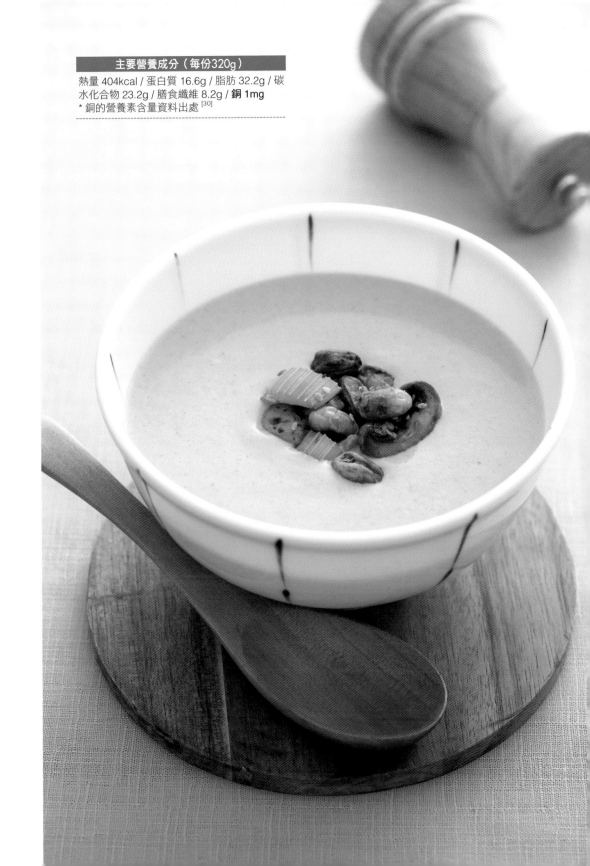

主要營養成分（每份320g）

熱量 404kcal / 蛋白質 16.6g / 脂肪 32.2g / 碳水化合物 23.2g / 膳食纖維 8.2g / **銅 1mg**

* 銅的營養素含量資料出處 [30]

穀類的美味祕密

現代生活中充斥著各式各樣的精製食品，但近年來，大家也愈來愈注重從天然食物中來獲取營養。以台灣人的主食米飯來說，糙米所含的營養就遠超過白米。三餐之中如果能偶爾替換不同的全穀類主食，不僅更加營養健康，飲食口味也更有變化。

穀類的選購與保存

＊未特別註明保存方式的穀類，可儲放於乾燥的密封容器中，並置於乾燥陰涼且無陽光直射處，但建議冷藏才是最佳的保存方式。

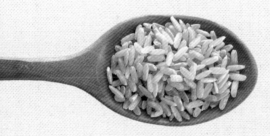

糙米

日本稱為「玄米」。選購時建議購買新米，以及脫殼率較低者，纖維含量才比較高（脫殼率高者即為胚芽米）。此外應留意表面要有光澤，顆粒飽滿且沒有碎裂者為佳。因為糙米所保留了容易遭蟲蛀的麩皮和胚芽，因而含有豐富油脂，容易氧化產生油耗味，建議冷藏保存可延緩氧化。

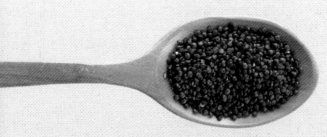

紅藜（南美品種：印加藜麥）

優質的藜麥顆粒大小均勻，質地飽滿，聞起來有淡淡的青草香氣。如果發現色澤不勻，顏色發暗，或者夾雜碎粒的話，就表示品質較差。進口紅藜色澤則比台灣紅藜鮮艷深色許多。

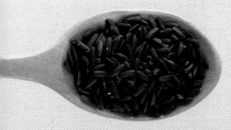

黑米

黑米與紫米不同，前者為秈米，後者則屬於糯米，兩者在外觀上不易辨別，可向店家確認或者以食品標示為準。優質黑米表皮帶有自然黑亮的光澤，顏色均勻一致，帶有自然清香。真正的黑米內芯斷面是白色的；泡水之後，因為花青素溶於水的關係，會使水呈現紫紅色，而非墨汁色料的黑色。

燕麥

形狀較糙米細長，外觀呈土黃褐色，有著淡淡的清香。選購時應以麥粒完整飽滿，無異味及雜質者為佳。

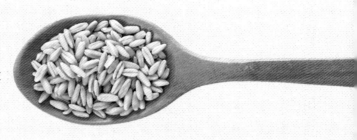

糙薏仁

即為俗稱的紅薏仁。顏色偏橘紅，將這層橘紅色的麩皮去除之後，就是常見的白色大薏仁。薏仁的形狀比較不一，選購時應以新鮮、無油耗味的本地產品為佳。建議一次不要購買太多，並冷藏保存。

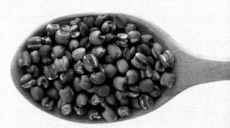

蕎麥

蕎麥的外形很特別，呈三角狀，色澤為黃中帶綠。選購時應以顆粒均勻，表面具有光澤，且質地飽滿堅實者為佳。挑選時如果店家允許，可以拿幾顆捏捏看。

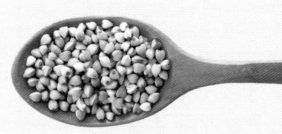

小麥

小麥的外形比燕麥來得稍微短而圓潤一些，色澤呈深褐色。選購時應以麥粒飽滿完整，聞起來有淡淡的堅果香氣者為佳。小麥的外皮較薄，潮濕環境下容易吸濕發霉，建議冷藏保存較佳。

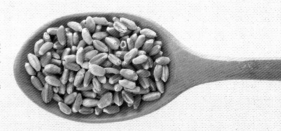

小米

小米呈淡淡的金黃色，選購時應以大小顏色均勻，氣味清香者為佳。如果用手揉捻小米會破碎或變成粉狀的話，就代表品質不佳。小米很容易發霉，建議冷藏保存較佳。

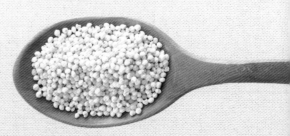

穀類催芽的方法

🍱 購買台灣當地生產的產品

催芽的成功與否，與穀類的新鮮度有很大的關係，因此建議大家購買當地生產的有機品種。本地產的物流時間短，自然也會比較新鮮。此外，穀類在乾燥的過程中，若是烘乾的溫度過高或儲放不當，也會降低發芽率。

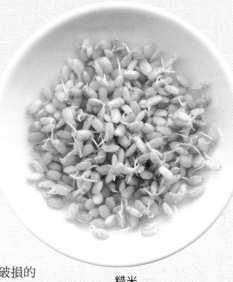

糙米

🍱 催芽步驟

挑除壞穀：催芽前要事先挑除明顯變色、外形破損的瑕疵穀粒，以免在泡水的過程中腐壞。

清洗：穀粒先用自來水清洗兩遍，第三次再用過濾水（生飲水）清洗，瀝乾後放入容器中，再加入過濾水（生飲水）浸泡，水量約為穀粒的 3 倍以上。

冷藏浸泡：台灣天氣濕熱，常溫催芽雖然可以加快速度，但也很容易酸化腐敗，如果沒有時間經常留意觀察，建議放冰箱冷藏浸泡催芽。浸泡時記得加蓋但要留一點縫隙，讓穀粒可以呼吸。冷藏期間每 12 小時就拿出來觀察一次。

適時加水或換水：水分被穀粒吸收而使水位降低時，請再添加過濾水（生飲水）。如果水中有大量浮沫，請用過濾水清洗後再重新加水浸泡，直到長出約 0.1 ～ 0.3 公分的芽。若不喜歡草味太重的話，穀類只要冒出芽點即可。

特別說明：穀粒的顆粒愈大，催芽所需的時間也愈長。此外很多因素都會使得每一次的催芽時間長短不同，包括購得來源、每批豆類品質、存放時間及溫度等等都會有所影響。因此建議催芽時，還是要隨時觀察並視情況調整時間。

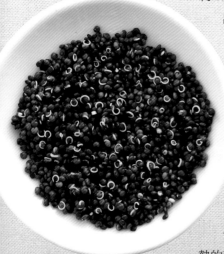
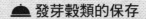

紅藜麥

🍱 發芽穀類的保存

已經出芽的穀類，瀝乾水分後密封，可冷藏保存約一星期。雖然也可以分裝成小袋冷凍保存，但冷凍後再加熱的穀飯口感會變差，因此建議大家在催芽時，至多以冷藏一週內可食用完畢的份量為佳。

全穀飯的完美穀水比

買了糙米摻在白米裡一起煮，想增加一些營養，但沒想到飯煮好了，糙米卻還沒熟？或者想嘗試白米以外的穀飯，卻不知道該加多少水比例才會剛好？阿Q主廚特別整理出幾種營養豐富的常見穀類，傳授絕不失敗的美味煮飯穀水比，希望這些營養豐富的全穀飯，能一起為你的料理增香添色。

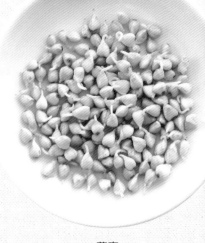

蕎麥

🔔 電鍋、電子鍋和壓力鍋的煮飯穀水比例

＊以下表格內的穀水比數據，適用於 3 杯量米杯以內的份量。

＊若使用發芽穀類煮飯，可縮短約 1/3 的烹煮時間。

＊為了去除穀類中會阻礙礦物質吸收的物質，請預先泡水後倒除。烹煮經長時間浸泡的穀類，建議可略微縮短烹調時間，以維持 Q 彈的口感。

＊浸泡用的常溫水，以 30℃ 左右為佳。

＊顆粒較小的小米和紅藜（包括各種藜麥）在煮熟後即可食用，其他穀類需要繼續加蓋燜 30 ～ 60 分鐘，再開蓋食用。

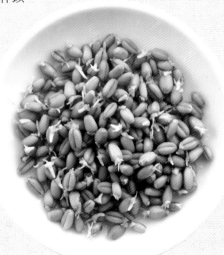

小麥

種類	小米	紅藜麥	黑米	燕麥	蕎麥	糙米	糙薏仁	小麥
浸泡時間	常溫 1 小時	常溫 30 分鐘	常溫 2 小時	常溫 2 小時	常溫 2 小時	冷藏 6 ～ 8 小時	冷藏 8 小時	冷藏 8 小時
電鍋 穀：水（外鍋水量）	1：1.2（1 杯）	1：1.4（1 杯）	1：1.5（1.5 杯）	1：1.2（1 杯）	1：1.4（1 杯）	1：1.5（2.5 杯）	1：1.8（2 杯）	1：1.8（2 杯）
電子鍋 穀：水	1：1.2	1：1.2	1：1.5	1：1.2	1：1.4	1：1.6	1：1.8	1：1.8
壓力鍋 穀：水	1：1.2	1：1.2	1：1.5	1：1.3	1：1.5	1：1.6	1：1.8	1：1.8

豆類的美味祕密

除了最常吃的紅豆、綠豆和黃豆，你還認識多少豆類？你知道對素食朋友來說很重要的蛋白質來源──豆類，在烹煮之前預先浸泡或催芽，能大大提升它的 CP 值嗎？建議你不妨在穀類主食中也添加一些豆類，不僅可以增添營養，口感和滋味也能更加豐富！

豆類的選購與保存

＊未特別註明保存方式的豆類，可儲放於乾燥的密封容器中，並置於乾燥陰涼且無陽光直射處，但建議冷藏才是最佳的保存方式。

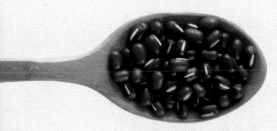

紅豆

紅豆不是顏色愈紅就愈好吃，隨品種不同從暗紅色到鮮紅色都有，但如果顏色偏黑就表示較不新鮮。此外，選購時要挑外皮光滑圓潤不起皺，豆粒飽滿，顆粒大小均勻一致且無蟲蛀者品質最佳。

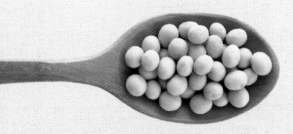

黃豆

挑選時建議購買本土生產的非基改有機黃豆，或至少是真空包裝的產品，才能確保品質新鮮。所有的五穀雜糧都很容易因為存放環境溫暖潮濕度而產生具肝毒性的黃麴毒素，即使加熱到 100℃也不會被破壞，不可不慎。

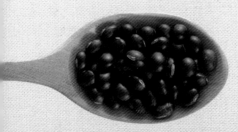

黑豆

有青仁和黃仁兩種，前者多用於入菜，後者則多為醬油、蔭油的原物料。以豆粒完整、顆粒大小均勻飽滿、顏色烏黑的品質為佳。黑豆表面有天然蠟質，因此有些黑豆會先經過磨光，或者在運送過程中自然磨光。通常小農栽種的有機黑豆沒有經過磨光，表面會帶有些灰土，只要多清洗幾次即可。

紅扁豆

雜糧行買到的紅扁豆，大部分都是像圖片中的切半豆仁，選購以色澤呈橘粉紅，且外形完整不破碎，無蟲蛀且雜質少者為佳。如果要催芽的話，就要購買顆粒完整帶有種皮的才行。綠扁豆市面上較為少見，建議上網訂購真空包裝的產品。

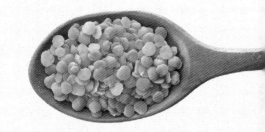

鷹嘴豆

因為豆子外形尖如鷹嘴而得名，又稱雪蓮子或雞心豆。選購時以豆身大且顆粒飽滿，色澤呈淡黃色為佳。

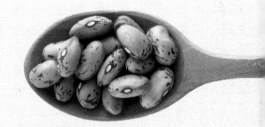

花豆

外形有如動物的腎臟，帶有白色與褐紅色相間的色澤，煮熟後全粒均勻棕色，是刨冰甜點等常見的配料之一。選購時以表皮有光澤，豆身大而飽滿堅實者為佳。此外，表皮如果有起皺的話，就代表花豆較不新鮮了。

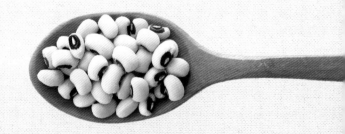

米豆

又稱眉豆或黑眼豆，顆粒比黃豆略大。選購時應以顆粒大且堅實飽滿，顏色略帶淡黃色，無多餘雜色，且表皮帶有光澤、無起皺的豆子為佳。

紅腰豆

比花豆的顆粒更大，具有鮮艷的深紅色澤，表皮帶有光澤。選購時以顆粒完整飽滿，大小均勻且色澤自然紅潤、表皮無起皺者為佳。一般市面上也較為少見乾燥的紅腰豆，多為罐頭製品，建議可上網訂購真空包裝的產品。

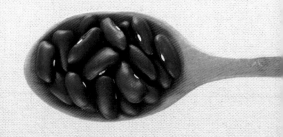

豆類催芽的方法

🍲 挑選容易發芽的好豆

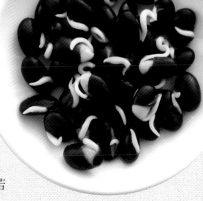

黑豆

催芽建議購買新鮮和顆粒大小均勻、不皺皮的本地產有機豆類，以確保豆類的新鮮度，以免久放之後發芽率太低。此外，豆類在乾燥的過程中，若是烘乾的溫度過高或儲放不當，也會降低發芽率。

🍲 催芽步驟

挑除壞豆： 催芽前要事先挑除壞豆、破豆，以免在泡水的過程中腐壞。

清洗： 豆子先用自來水清洗兩遍，第三次再用過濾水（生飲水）清洗，瀝乾後放入容器中，再加入過濾水（生飲水）浸泡，水量約為穀粒的 3 倍以上。

冷藏浸泡： 台灣天氣濕熱，常溫催芽雖然可以加快速度，但也很容易酸化腐敗，如果沒有時間經常留意觀察，建議放冰箱冷藏浸泡催芽。浸泡時記得加蓋但要留一點縫隙，讓豆子可以呼吸。冷藏期間每 12 小時就拿出來觀察一次。

適時加水或換水： 水分被豆吸收而使水位降低時，請再添加過濾水（生飲水）。如果水中有大量浮沫，請用過濾水清洗後再重新加水浸泡，直到長出約 0.3 ～ 0.5 公分的豆芽。若不喜歡草味太重的話，只要冒出芽點即可。

特別說明： 豆類顆粒愈大，催芽所需的時間也愈長。而購得來源、每批豆類品質、存放時間及溫度等等，都會影響催芽時間長短。因此建議催芽時，還是要隨時觀察並視情況調整時間。

米豆

🍲 發芽豆的保存

已經發芽的豆類，瀝乾水分後密封，可冷藏保存約一星期。雖然也可以分裝成小袋冷凍保存，但冷凍後再加熱的口感會變差，因此建議大家在催芽時，至多以冷藏一週內可食用完畢的份量為佳。

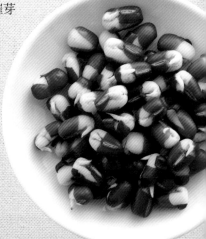

紅豆

雜糧飯的完美豆水比

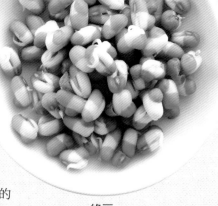

綠豆

　　你是不是也有過煮雜糧飯時，因為不知如何拿捏豆水比，使得煮好的雜糧飯不是太硬就是太濕軟？因為豆類尺寸大小差異大，顆粒大的豆類如果沒有預先泡水或使用壓力鍋會很難煮透，容易產生夾生的狀況。

🍲 電鍋、電子鍋和壓力鍋的煮飯豆水比例

＊以下表格中的豆水比的數據，適用於 3 杯量米杯以內的份量。

＊若使用發芽豆，可縮短約 1/3 的烹煮時間。

＊為了去除豆類所含會導致脹氣的物質，並增加礦物質的吸收率，必須藉由長時間浸泡並倒除浸泡水，才能達到效果。使用壓力鍋烹煮經長時間浸泡的穀類，建議可略微縮短烹調時間，以維持 Q 彈的口感。

＊浸泡用的常溫水，以 30℃ 左右為佳。

＊顆粒較小的切半紅扁豆和綠豆，煮熟後即可食用；其他豆類需要繼續加蓋燜 30 ～ 60 分鐘，才可開蓋食用。

＊黑豆有青仁與黃仁兩種，青仁黑豆的口感較脆，黃仁黑豆口感則偏軟，可選擇自己偏愛的口感種類來烹調。

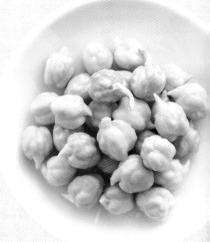

鷹嘴豆

種類	紅扁豆（切半）	綠豆	紅豆	黃豆	黑豆	鷹嘴豆	紅腰豆
浸泡時間（小時）	不用浸泡	常溫 4 hrs+冷藏 10 hrs	常溫 4 hrs+冷藏 14 hrs	常溫 4 hrs+冷藏 14 hrs	常溫 4 hrs+冷藏 14 hrs	常溫 4 hrs+冷藏 24 hrs	常溫 4 hrs+冷藏 24 hrs
電鍋　豆：水（外鍋水量）	1：1.6（1 杯）	1：2（2 杯）	1：2（2 杯）	1：2（2 杯）	1：1.8（2 杯）	1：1.8（2 杯）	1：1.8（2 杯）
電子鍋　豆：水	1：1.6	1：2	1：2	1：2	1：1.8	1：1.8	1：1.8
壓力鍋　豆：水	1：1.6	1：2	1：2	1：2	1：1.8	1：1.8	1：1.8

萬用美味高湯

高湯可以為料理增添豐富的味覺層次。葷食高湯的鮮甜來自於肉類或魚類所含的胺基酸,而這種胺基酸在海帶、香菇、番茄、紅蘿蔔中的含量也很豐富。今天阿 Q 主廚就要傳授大家三款家庭必備的萬用美味高湯,煮好製成高湯冰塊,隨時取用非常方便!

蔬菜高湯

　　蔬菜高湯,其實也可以說是利用剩餘蔬菜來熬出美味湯底的「清冰箱概念」。純素的蔬菜高湯避開了一般高湯中裡經常會出現的洋蔥,但利用像是紅蘿蔔、大白菜、高麗菜、香甜的黃玉米、番茄等,一樣可以熬出鮮甜好滋味。但本身風味比較特殊或帶有苦味的蔬菜,例如牛蒡、青椒、苦瓜、綠花椰菜,或者會使湯底混濁的芋頭、山藥等,就不適合用來熬煮高湯。

1 清洗蔬菜
取家中現有的蔬菜數種,諸如西洋芹、紅蘿蔔、新鮮香菇、高麗菜、玉米等,將蔬菜洗淨,稍微切片或切塊備用。

2 炒香蔬菜
將蔬菜放入乾鍋中不斷翻炒,直到蔬菜略微上色,逼出香氣。也可以加油來炒,比較容易上色均勻,但高湯就會帶有油分。或者也可以放入烤箱,以高溫短時間烘烤,至蔬菜表面上色即可。

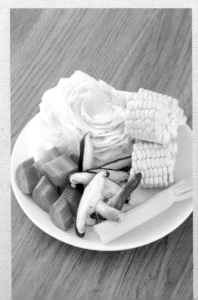
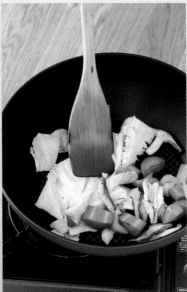

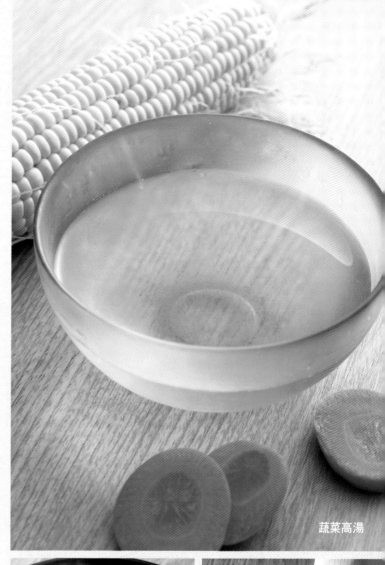

蔬菜高湯

3 加水熬煮

將適量的水加入鍋中，不加蓋，
以小火熬煮約 1 小時，讓蔬菜的
甜分都熬煮釋放出來。
將高湯放涼後濾除蔬菜，即為蔬
菜高湯。

4 製作高湯冰塊

將高湯倒入製冰盒中，冷凍後即
為高湯冰塊。冷凍約可保存 2 個
月，日後要煮湯時可隨時取用非
常方便，讓你只要短短幾分鐘，
就能煮出一鍋味美鮮甜的好湯！

5 蔬菜高湯的應用

蔬菜高湯除了運用在鍋類或湯麵
類料理，炒菜或燴菜時也可添
加，可增加菜餚的鮮甜風味，是
運用方式很廣的百搭增鮮湯頭。

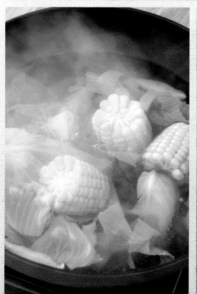

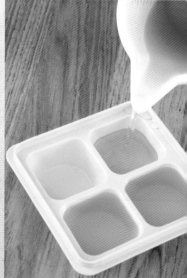

昆布高湯

　　用來熬煮高湯的昆布，主要產地是日本的北海道。台灣較常見的種類，則是羅臼昆布、利尻昆布和日高昆布這三種。羅臼和利尻昆布價格較為昂貴，風味也較為濃郁，不易有海腥味。

　　一般家庭則多用日高昆布，雖然跟前面二款高級昆布相比之下腥味較重，但因為價格經濟而且纖維柔軟，比較容易煮熟，製作佃煮小菜非常合適，所以成為家庭最愛用的昆布種類。

1 洗後浸泡冷水
快速將昆布上的灰塵輕輕沖洗乾淨後，浸泡冷水約 1 小時，讓乾燥的昆布吸水逐漸恢復柔軟度。若是用乾昆布直接煮的話，會很難煮軟。
有些昆布表面會有一層白色的粉末，其實這是昆布本身所含的甘露醇，是一種能增加風味的甜味物質，並不是發霉喔！

2 煮至沸騰後放涼
連同浸泡昆布的水，以大火一起煮至滾沸。將高湯放涼後，濾除昆布即完成。

3 昆布高湯的應用
昆布高湯很適合用來作為味噌湯、海帶湯和壽喜鍋的湯底，用來熬煮粥品也很適合。

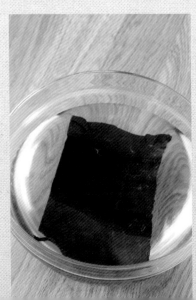
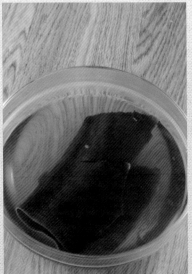
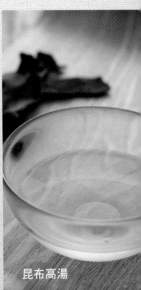

昆布高湯

香菇高湯

　　香菇的鮮味是味精的幾十倍之多，而新鮮香菇之所以聞起來沒有香味，是因為香菇在曬乾或烘乾的過程中，會產生一種香味物質，同時也會形成大量的鮮味物質，所以才會比新鮮香菇風味來得濃郁許多。

　　用來熬煮高湯的香菇，建議選擇諸如鈕釦菇這種小型品種。因為香菇的體積愈小，表面積愈大，在熬煮時也能釋放出更多的鮮味物質。

　　如果希望香菇高湯滋味更豐富，也可以以昆布 7：香菇 3 的比例一起泡發，即可熬煮成加倍美味的昆布香菇高湯；亦可以加入蔬菜一起熬煮，湯頭風味會更加鮮甜、層次豐富。

1 洗淨後浸泡冷水
大致將香菇上的灰塵雜質用水沖洗乾淨。接著將香菇浸泡在冷水中，直到乾香菇慢慢吸水膨脹變得飽滿。

記得不要用熱水浸泡，否則反而會難以泡發。若要隔夜，可以放在冰箱冷藏泡發，泡得愈久湯頭滋味愈濃郁；而愈是長時間泡發，風味也愈能完全釋放出來。

2 煮至沸騰後放涼
連同浸泡香菇的水，以小火一起煮至滾沸，才能讓味道慢慢釋放出來。將高湯放涼後，濾除香菇即完成。

3 香菇高湯的應用
香菇是中式料理中經常出現的食材之一，香菇高湯基本上適合運用於各種類的中式料理，無論是湯品、麵類、燴菜、燴飯、熬粥都適用。

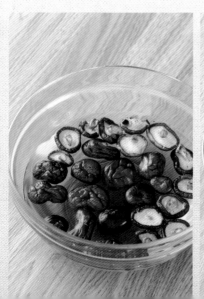
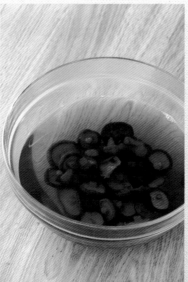
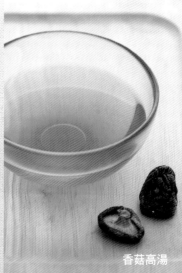

香菇高湯

Chef Column 主廚專欄 ④

蔬菜風味粉

沒有時間好好煮餐飯，但還是想在家裡快速變出一頓熱騰騰的料理時，蔬菜風味粉絕對是你最得力的助手！只要加進清水裡煮上幾分鐘，就是別有滋味的高湯，不論用來煮麵、煮鍋、炒菜、煮粥，都能享用 100% 的天然美味。

原味日曬香菇粉

市售很多品牌都有不同風味的香菇高湯粉，使用起來相當方便。但是市售香菇粉除了會添加人工調味料，香菇若是沒有經過日曬，也無法達到補充維生素 D 的可貴功效。新鮮香菇很容易買到，再加上台灣日照充足，自製香菇粉一點也不難！

1 切片日曬
新鮮香菇洗淨擦乾後切片攤開，切記不要重疊，才能讓每一片香菇的各個部位都曬到陽光。

2 完全曬乾
香菇只要日曬 1 小時，維生素 D 含量就會開始增加，而且隨著時間增長，維生素 D 增加的幅度會更大，如：連續 2 天都日曬 6 小時。但如果要打成高湯粉的話，香菇必須曬到摸起來乾、脆，沒有水分，打粉時才不會沾黏在調理機或研磨機的刀片上。

如果日照不足，無法徹底曬乾香菇，也可以在日曬 1 小時後，改放入烤箱，以 110 ～ 120℃ 低溫烘烤約 4 小時至徹底烤乾。如果家中有食物烘乾機，也可以在日曬 1 小時後，改放入食物烘乾機烘乾。

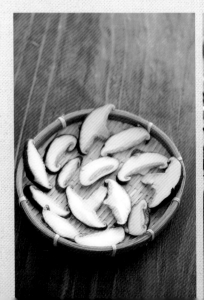
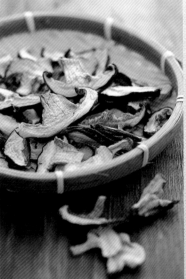
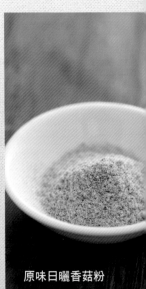

原味日曬香菇粉

3 打成粉末

將曬乾的香菇用食物調理機打成均勻細緻的粉末。打的過程中難免會有一些粉末顆粒較粗，如果介意的話，可以用細篩網再過篩一遍，就可以得到如圖片般細緻的原味香菇粉。

進階版—蔬菜香菇粉 ✕ 咖哩蔬菜粉

1 將蔬菜切成薄片

為了讓香菇粉的風味更有層次，可以製作進階加料版的蔬菜香菇粉。
先將適量的紅蘿蔔、西洋芹、昆布、香菇洗淨後切成薄片，排入烤盤。如果希望增加維生素 D 攝取量，香菇可先切片日曬 6 小時（連續 2 天），再跟其他蔬菜一起烘烤。

2 烤乾或烘乾

放入烤箱以 110 ～ 120℃ 低溫烘烤約 4 小時，或者放入食物烘乾機，直到蔬菜烤乾或烘乾成圖中所示，即可取出放涼。

3 打成粉末

待完全冷卻後，放入食物調理機或研磨機打成細緻粉末，完成後即為蔬菜香菇粉。如果希望能攝取更多的維生素 D，或者想要以香菇風味為主，可以加入另外打好的日曬香菇粉一起打勻。

將打好的蔬菜香菇粉與適量純素咖哩粉拌勻，或者在蔬菜粉打得差不多時，加入咖哩粉一起打勻，就是最適合煮咖哩風味湯的調味聖品。

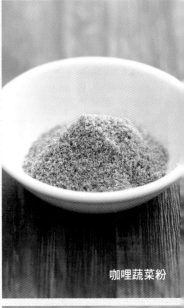

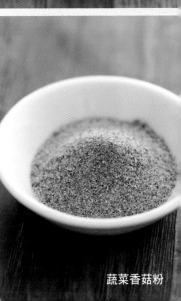

咖哩蔬菜粉

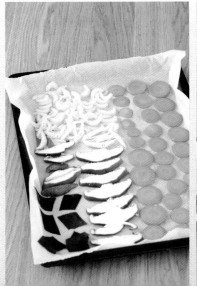

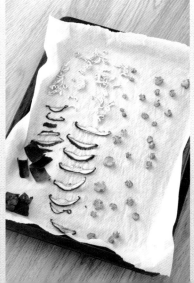

蔬菜香菇粉

百搭純素醬料

市售的許多醬料或醬汁，免不了會添加蔥、蒜等五辛，或者柴魚、魚露、蝦米等葷食食材來提味，對於素食或純素的朋友來說，就失去了品嘗料理的機會。因此本單元阿Q主廚特地公開 4 種料理中經常搭配、而且同樣美味的純素配方醬料！

純素九層塔青醬

　　正統的青醬使用的是甜羅勒，但配方使用台灣比較容易購買，也很容易自行栽種的九層塔，做出來的九層塔青醬氣味也更加濃烈。同時也將松子改成腰果，價格上較為經濟實惠；但如果想追求香氣的話，松子仍是首選。

材料： 九層塔 400g、特級橄欖油 250g、生腰果 75g、鹽 20g、白醋或檸檬汁 25g

1 第一次攪打
用生飲水（過濾水）洗淨九層塔後擦乾，或者攤開晾乾數小時。將除了九層塔以外的全部材料放入食物調理機（或果汁機）中，攪打數秒鐘使堅果稍微打碎。

2 加入一把九層塔
接著加入一把九層塔，讓食物調理機（或果汁機）先攪打數秒即停止。如果一口氣打太久，機器溫度升高，會使橄欖油回到液態，無法包覆空氣。

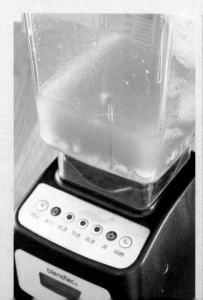
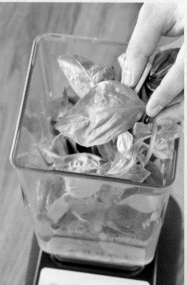

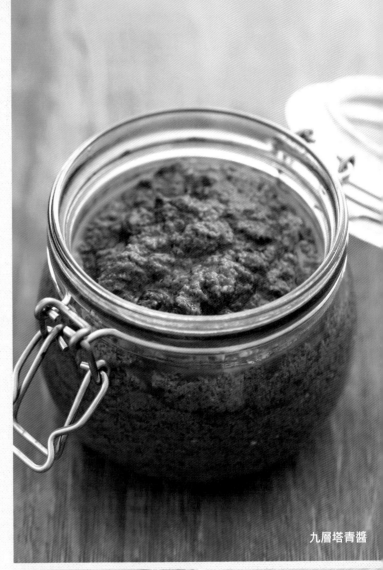

九層塔青醬

3 分次加入九層塔攪打

接下來將剩餘九層塔分成數次加入攪打。如果一次全部加入，會使刀片卡住而無法順利運轉。

4 全部攪打均勻

直到全部的九層塔都加入完畢，全部材料也都攪打均勻至如右下圖般濃稠，青醬即完成。

5 九層塔青醬的應用

將青醬倒入已殺菌的容器中保存。在表面倒入一層特級橄欖油，能防止九層塔氧化變黑，也可延長保存期限。冷藏可保存約7天，冷凍約1個月。

九層塔青醬除了用來製作青醬義大利麵，也可以作為搭配法國麵包的抹醬、製作披薩的塗醬，甚至炒菜時也可以加一些，來增添風味。

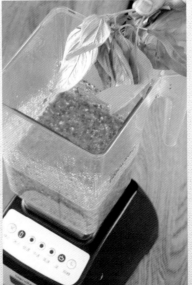

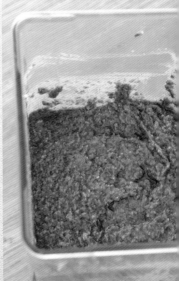

純素蔬菜起司醬

　　蔬菜起司醬主要是利用根莖類蔬菜、腰果，以及帶有起司風味、有著「素食起司」之稱的營養酵母，營造出與起司醬相近的風味及口感。在風味上雖然少了奶香，但口感與真正的起司醬十分相似，對於懼怕白醬或起司醬的那股濃厚奶香的人來說，蔬菜起司醬更是絕佳的替代品，也是更為健康的選擇。

材料：馬鈴薯 450g、紅蘿蔔 450g、含 B$_{12}$ 無鹽營養酵母 20g、生腰果 50g、水 300g、鹽 10g

1 將蔬菜烤至褐色
將馬鈴薯、紅蘿蔔切成約 3cm 小塊，烤盤上墊烘焙紙；將切好的蔬菜放在烤盤上，放入烤箱以 165℃烘烤約 30 分鐘，至蔬菜表面呈如圖般的褐色，即可取出放涼。
紅蘿蔔也可使用南瓜代替。

2 將腰果與鹽墊底攪打
將腰果與鹽先放入食物調理機（或果汁機）中墊底，再加入冷卻的蔬菜塊，接著以高速打勻成醬汁即可。
因為腰果的硬度高，墊底的話直接接觸刀片，才能在機器一開始運轉時就將腰果打碎。如果最後才放入腰果，蔬菜先接觸刀片被打成泥之後，就不太容易將腰果打得均勻細碎了。

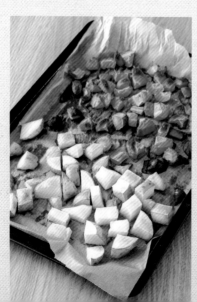
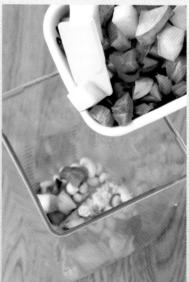

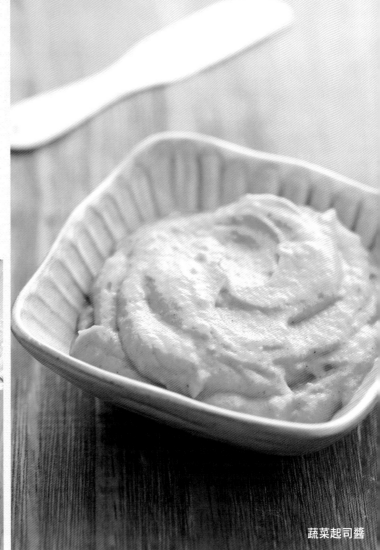
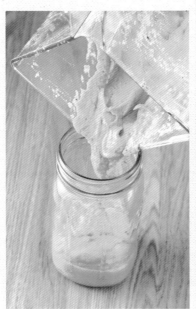

蔬菜起司醬

3 攪打至食材完全均勻

待全部材料攪打至如照片般完全均勻時,即可倒入已殺菌的容器中密封保存,冷藏可保存約5天。
不建議冷凍保存,因為退冰後食材會出水水解,影響口感與風味。
在此提供忙碌一族另一種快速的作法:蔬菜在烘烤完成後,可以先裝袋冷凍長期保存。等到要製
作食用之前,再拿出來退冰加入其他材料攪打,如此一來就能避免成品解凍後出水的問題了。

4 蔬菜起司醬的應用

舉凡起司醬能運用的料理,蔬菜起司醬都可以取而代之。例如作為麵包及三明治的抹醬、餅乾沾
醬、披薩麵糰上的基底塗醬、義大利麵醬等,或者用來製作焗烤或燉飯料理都很合適。

純素美乃滋

　　純素美乃滋是依靠冰凍後形成固態的橄欖油，得以包覆打入空氣的原理，來達到與傳統美乃滋相似的質地。

　　用來製作純素美乃滋的橄欖油，需挑選風味較平淡的品牌，以免打好的美乃滋味道過於濃重，作為沾醬或淋醬搭配時，反而會影響主料理的風味。

材料：無糖豆漿 250g、初榨橄欖油 500g、白醋 20g、黃芥末醬 20g、鹽 3g、二砂 20g

1 冷凍橄欖油

將橄欖油預先放入冷凍庫冰鎮至少 2 小時，再將已經凝固的橄欖油放入食物調理機（或果汁機）中，以高速攪打打發。

液態的橄欖油無法包覆打入的空氣，事先一定要冰鎮得夠久，以防攪打時機器溫度上升，使橄欖油融化。萬一橄欖油在攪打過程中融化了（無法打發），請連同容器一起放入冷凍庫冰鎮，直到橄欖油再度凝固再取出繼續操作。

2 分次加入材料打發

豆漿先分數次加入打發，至橄欖油體積膨發為止。用湯匙撈取時，會如圖片所示帶有稠度。

接著將全部的白醋及黃芥末醬一次加入，繼續以高速打發至均勻。

3 純素美乃滋的應用

最後加入鹽、糖調味打勻，即為純素美乃滋醬。

純素美乃滋的風味清爽不膩，很適合氣候炎熱的台灣夏季品嘗。無論是作為沾醬、生菜沙拉醬、大阪燒淋醬，或者用來塗抹在吐司三明治上、加入沙拉麵包餡料。

但純素美乃滋不適合運用於需要再加熱的料理。因為一旦加熱，橄欖油就會融化而導致油水分離，需特別留意。

百搭純素醬料

170

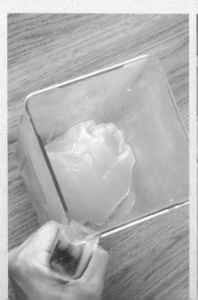
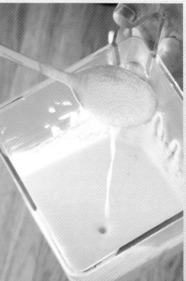
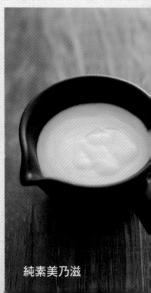

純素美乃滋

純素凱撒芥末醬

　　純素版的凱撒芥末沙拉醬，以富有起司風味的營養酵母，來取代傳統凱撒醬中不可或缺的起司粉；此外更因為用嫩豆腐仿造出鮮奶油般的濃稠質感，卻不含一滴液體油脂，熱量也因此大幅減少。推薦給所有素食朋友以及想追求健康的人士享用。

材料：

嫩豆腐 300g、檸檬汁或白醋 15g、巴沙米克醋 15g、含籽無鹽第戎芥末醬 30g、含 B_{12} 無鹽營養酵母 60g、冷開水 60g、白醬油 45g、迷迭香香料 2g、高純度異麥芽寡醣漿 10g

1 全部材料打勻
全部材料都放入食物調理機（或果汁機）中，以高速將材料一次打勻。

2 密封冷藏
倒入已殺菌的密封罐中，即可放入冰箱冷藏，約可保存 7 天。
請勿放入冷凍，會導致豆腐出水、食材分離，請特別留意。

3 凱撒芥末醬的應用
完成的凱撒芥末醬，除了最招牌的吃法——作為凱撒沙拉的淋醬之外，也可以作為麵包抹醬、餅乾沾醬、三明治、披薩或墨西哥玉米餅的餡料調味，或者擠在開放式三明治餡料上品嘗。

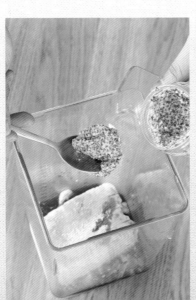
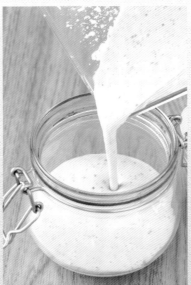
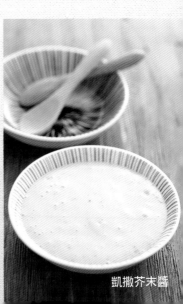

凱撒芥末醬

Chef Column 主廚專欄 ⑥

純素韓式泡菜

吃素之後，就很難有機會品嘗到正宗的韓式泡菜了。因為韓式泡菜在醃製過程中，都會加入蒜泥、蝦醬或魚露，如果沒有仔細看成品標示，很容易誤踩地雷。現在阿Q主廚就要跟大家分享的韓式白菜泡菜的純素配方，簡單好做又美味，喜歡韓式泡菜的朋友一定要學起來！

無五辛純素韓式泡菜

　　醃製韓式泡菜的辣醬，可說是美味的靈魂。本配方特地加入鳳梨果肉調製的醃醬，利用天然水果酵素發酵而成的泡菜，除了韓式泡菜原本的辛辣，更多了一分清爽的水果香甜！

材料：A 大白菜 5kg（約 2～3 個）、鹽 125g
　　　B 米穀粉 100g、水 750g
　　　C 鳳梨果肉 200g、白蔭油 250g、韓國辣椒粉 100g、高純度異麥芽寡醣漿 125g

1 加鹽醃漬
大白菜洗淨後切成約 10cm 片狀，撒上鹽稍加拌勻後，靜置 30 分鐘以上。

2 軟化出水後洗淨
待大白菜出水，並可如圖般將菜梗部分捏折卻不會脆裂時，就代表鹽漬完成。接著用生飲水（過濾水）將大白菜的鹽分洗淨後瀝乾。

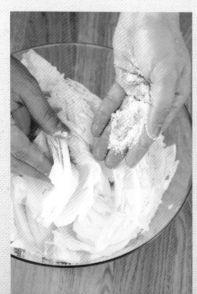
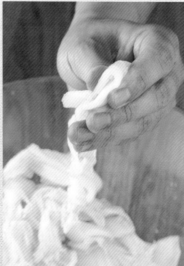
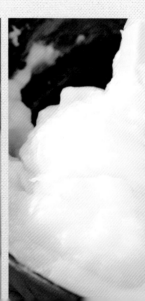

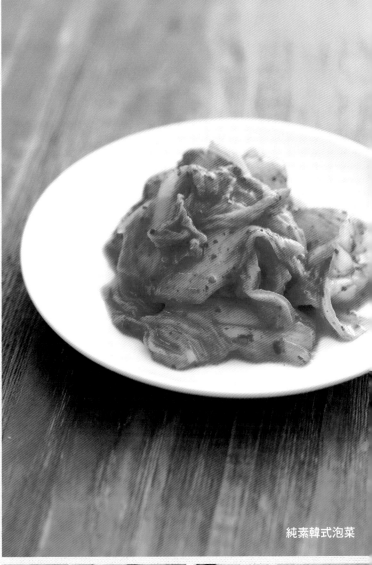

3 製作米糊

將米穀粉加水拌勻，以小火煮滾至如圖般的濃稠狀，熄火放涼。

4 製作韓式辣醬

鳳梨果肉用食物調理機（或果汁機）打成汁，接著將白蔭油、韓國辣椒粉和異麥芽寡醣漿全部加入米糊中拌勻，取 100g 作為泡菜醃醬。

5 拌勻靜置

將大白菜與醃醬完全拌勻，在室溫 20℃ 環境下靜置約 24 小時，至發酵入味即可品嘗。

6 純素韓式泡菜的應用

將泡菜裝入已殺菌容器中密封，冷藏保存。

泡菜製作完成後，冷藏 2 週左右時品嘗風味最佳。但因為泡菜會持續發酵變酸，如果覺得太酸不適合直接食用，無論是用來炒飯、炒韓式年糕或烏龍麵、煮泡菜鍋、豆腐鍋，或者剁碎做成飯糰餡料、蔬菜煎餅餡料等，泡菜的萬用變化絕對讓你天天吃都不會膩。

純素韓式泡菜

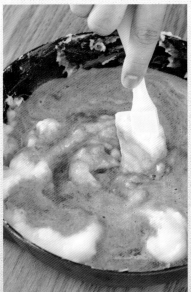

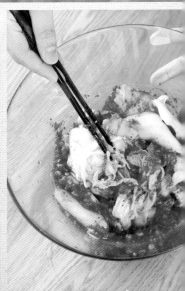

參考文獻

[1] Subhan, Fatheema & Hashemi, Zohre & Herrera, M. & Turner, Kristen & Windeler, Sarah & Gänzle, Michael & Chan, Catherine. (2019). Ingestion of isomalto-oligosaccharides stimulates insulin and incretin hormone secretion in healthy adults. Journal of Functional Foods. 65. 103730. 10.1016/j.jff.2019.103730

[2] DRI Dietary Reference Intakes For Energy, Carbohydrate, Fiber, Fat, Fatty Acids, Cholesterol, Protein, and Amino Acids p.6.

[3] Fermented Foods: Definitions and Characteristics, Impact on the Gut Microbiota and Effects on Gastrointestinal Health and Disease. Eirini D.,Selina R. C., Megan R., Kevin W. Nutrients. 2019 Aug; 11(8): 1806.

[4] Imana P., Purnima D. A Review on Lotus (Nelumbo nucifera) Seed. IJSR (2013): 6.14

[5] R.Xin, RY Yin, DZ Hou, Y Xue, M Zhang, XM Diao, YM Zhang, JH Wu, JR Hu, XS Hu, Q Shen. The Glucose-Lowering Effect of Foxtail Millet in Subjects with Impaired Glucose Tolerance: A Self-Controlled Clinical Trial. Nutrients. 2018 Oct; 10(10): 1509.

[6] Raj K. G., Shivraj S. G., Nand K. S.(2015). Gupta Reduction of phytic acid and enhancement of bioavailable micronutrients in food grains. J Food Sci Technol, 52(2): 676–684.

[7] Hallberg L. Bioavailability of dietary iron in man. Ann Rev Nutr 1981;1:123-147.

[8] Bioactive Compounds and Antioxidant Activity of Fresh and Processed White Cauliflower. Fouad A. A., Rehab F. M. A. Biomed Res Int. 2013; 2013: 367819.

[9] Sonia S, Witjaksono F, Ridwan R. Effect of cooling of cooked white rice on resistant starch content and glycemic response. Asia Pac J Clin Nutr. 2015;24(4):620 625.

[10] Black Beans, Fiber, and Antioxidant Capacity Pilot Study: Examination of Whole Foods vs. Functional Components on Postprandial Metabolic, Oxidative Stress, and Inflammation in Adults with Metabolic Syndrome. Elizabeth J. R.,Jody M. R., Francene M. S., C. Tissa K., Indika E., Britt M. Nutrients. 2015 Aug; 7(8): 6139–6154.

[11] The nutritional value of plant-based diets in relation to human amino acid and protein requirements. Proc Nutr Soc. 1999 May;58(2):249-60.

[12] Choi HK, Atkinson K, Karlson EW, Willett W, Curhan G. Purine-rich foods, dairy and protein intake, and the risk of gout in men. N Engl J Med. 2004 Mar 11;350(11):1093-103.

[13] Nagata C, Nakamura K, Oba S, Hayashi M, Takeda N, Yasuda K. Association of intakes of fat, dietary fibre, soya isoflavones and alcohol with uterine fibroids in Japanese women. Br J Nutr. 2009;101(10):1427-1431.

[14] Sirtori CR. Risks and benefits of soy phytoestrogens in cardiovascular diseases, cancer, climacteric symptoms and osteoporosis. Drug Saf. 2001;24(9):665-682.

[15] Soy Food Intake and Breast Cancer Survival Xiao Ou Shu, MD, PhD; Ying Zheng, MD, MSc; Hui Cai, MD, PhD; et al JAMA. 2009;302(22):2437-2443.

[16] Antioxidant activity of extract of azuki bean and its fractions. RYSZARD A., ISABEL E., TERESA H., AGNIESZKA T. Journal of Food Lipids (2008) 15(1):119-136.

[17] Nagpal M, Sood S. Role of curcumin in systemic and oral health: An overview. J Nat Sci Biol Med. 2013;4(1):3 7.

[18] Hewlings SJ, Kalman DS. Curcumin: A Review of Its' Effects on Human Health. Foods. 2017;6(10):92.

[19] Phenolic Compounds in the Potato and Its Byproducts: An Overview. Hazal A.,Ylenia R., Esra C.,Maria F. C.,Vito V. Int J Mol Sci. 2016 Jun; 17(6): 835.

[20] Bean Consumption Is Associated With Greater Nutrient Intake, Reduced Systolic Blood Pressure, Lower Body Weight, and a Smaller Waist Circumference in Adults: Results From the National Health and Nutrition Examination Survey 1999-2002. Yanni P., Victor L F. J Am Coll Nutr . 2008 Oct;27(5):569-76.

[21] Adverse reactions to the sulphite additives. Hassan V., Neil LA M. Gastroenterol Hepatol Bed Bench. 2012 Winter; 5(1): 16–23.

[22] Hass Avocado Composition and Potential Health Effects. Mark L. Dr., Adrienne J. D. Crit Rev Food Sci Nutr. 2013 May; 53(7): 738–750.

[23] Davis B and Melina V. Becoming Vegan: Comprehensive Edition. Book Publishing Co. Summertown TN. 2014.

[24] Buckwheat Phenolic Metabolites in Health and Disease. Marko Kreft. Nutr Res Rev. 2016 Jun;29(1):30-9.

[25] Wanasundara PK, Shahidi F. Process-induced compositional changes of flaxseed. Adv Exp Med Biol. 1998;434:307 325.

[26] Hickman CP. Roberts LS. Larson A. Integrated Principles of Zoology, 9th Edition. St. Louis, MO: Mosby-Year Book, Inc.; 1993.

[27] Subcommittee on Vitamin Tolerance, Committee on Animal Nutrition, Board on Agriculture, National Research Council. Vitamin Tolerance of Animals. Washington, DC: National Academy Press; 1987.

[28] Carmel R. How I treat cobalamin (vitamin B12) deficiency. Blood. 2008;112(6):2214-2221. doi:10.1182/blood-2008-03-040253.

[29] Chan, Catherine Qiu Hua et al. "Oral Vitamin B12 Replacement for the Treatment of Pernicious Anemia." Frontiers in medicine vol. 3 38. 23 Aug. 2016, doi:10.3389/fmed.2016.00038.

[30] Food Composition. FoodData Central. USDA. Nutrient Data Laboratory.

[31] Morcos SR, El-Shobaki FA, El-Hawary Z, Saleh N. Effect of vitamin C and carotene on the absorption of calcium from the intestine. Z Ernahrungswiss. 1976;15(4):387 390.

[32] β-Glucans: An Important Bioactive Molecule of Edible and Medicinal Mushrooms. Bulam, Sanem & Üstün, Nebahat & Peksen, Aysun. (2018).

[33] Hallberg, L, and L Hulthén. "Prediction of dietary iron absorption: an algorithm for calculating absorption and bioavailability of dietary iron." The American journal of clinical nutrition vol. 71,5 (2000): 1147-60.

[34] Kumar S, Verma AK, Das M, Jain SK, Dwivedi PD. Clinical complications of kidney bean (Phaseolus vulgaris L.) consumption. Nutrition. 2013;29(6):821 827.

[35] Hurrell, R., & Egli, I. (2010). Iron bioavailability and dietary reference values. The American journal of clinical nutrition, 91(5), 1461S-1467S.

[36] Cao JX, Zhang QY, Cui SY, et al. Hypnotic effect of jujubosides from Semen Ziziphi Spinosae. J Ethnopharmacol. 2010;130(1):163 166.

[37] Chai SC, Hooshmand S, Saadat RL, Payton ME, Brummel-Smith K, Arjmandi BH. Daily apple versus dried plum: impact on cardiovascular disease risk factors in postmenopausal women. J Acad Nutr Diet. 2012;112(8):1158-1168.

[38] Hooshmand S, Chai SC, Saadat RL, Payton ME, Brummel-Smith K, Arjmandi BH. Comparative effects of dried plum and dried apple on bone in postmenopausal women. Br J Nutr. 2011;106(6):923-930.

[39] Eid N, Osmanova H, Natchez C, et al. Impact of palm date consumption on microbiota growth and large intestinal health: a randomised, controlled, cross-over, human intervention study. Br J Nutr. 2015;114(8):1226 1236.

[40] Mineral Content of Bone Soup. Hui-Chuen Chen, Ning-Sing Shaw. Journal of the Chinese Nutrition Society 30-1 (2005), P28-35.

[41] Weaver CM, Heaney RP, Nickel KP, Packard PI. Calcium Bioavailability from High Oxalate Vegetables: Chinese Vegetables, Sweet Potatoes and Rhubarb. Journal of Food Science. 1997 May;62(3):524-5.

[42] Weaver CM, Proulx WR, Heaney R. Choices for achieving adequate dietary calcium with a vegetarian diet. Am J Clin Nutr. 1999;70(3 Suppl):543S 548S.

[43] Weaver CM, Plawecki KL. Dietary calcium: adequacy of a vegetarian diet. Am J Clin Nutr. 1994;59(5 Suppl):1238S 1241S.

[44] Folasade, Makinde & Akinoso, Rahman. (2013). Nutrient composition and effect of processing treatments on anti nutritional factors of Nigerian sesame (Sesamum indicum Linn) cultivars. International Food Research Journal. 20. 2293-2300.

[45] Lönnerdal B. Dietary factors influencing zinc absorption. J Nutr 2000; 130 (5 Suppl): 1378S-1383S.

補充特定營養素的**全植物蔬食料理**
60 道豐盛蔬食，為你打造營養均衡的美味餐桌

作　　　者	高韻均・蕭煜達	
攝　　　影	林宗億	
封 面 設 計	許紘維	
版 面 構 成	陳姿秀・高巧怡	
內 頁 排 版	高巧怡	
行 銷 統 籌	駱漢琦	
行 銷 企 劃	蕭浩仰・江紫涓	
營 運 顧 問	郭其彬	
業 務 發 行	邱紹溢	
責 任 編 輯	劉淑蘭	
總 編 輯	李亞南	

出　　　版　漫遊者文化事業股份有限公司
地　　　址　台北市103大同區重慶北路二段88號2樓之6
電　　　話　(02) 2715-2022
傳　　　真　(02) 2715-2021
服 務 信 箱　service@azothbooks.com
網 路 書 店　www.azothbooks.com
臉　　　書　www.facebook.com/azothbooks.read
發　　　行　大雁出版基地
地　　　址　新北市231新店區北新路三段207-3號5樓
電　　　話　(02) 8913-1005
訂 單 傳 真　(02) 8913-1056
二 版 一 刷　2024年6月
定　　　價　台幣480元

ISBN　978-986-489-963-0
版權所有・翻印必究（Printed in Taiwan）
本書如有缺頁、破損、裝訂錯誤，請寄回本公司更換。

本書特別感謝旭森餐具提供部分餐具協助拍攝
旭森餐具　台北市中山區松江路235巷33號
P12 照片出自：Sentelia/Shutterstock.com

國家圖書館出版品預行編目 (CIP) 資料

補充特定營養素的全植物蔬食料理：60 道豐盛蔬食，
為你打造營養均衡的美味餐桌 / 高韻均，蕭煜達合著.
-- 二版. -- 臺北市：漫遊者文化事業股份有限公司出版
；新北市：大雁出版基地發行，
 2024.06
176 面 ; 17*23 公分
ISBN 978-986-489-963-0(平裝)
1. 素食食譜 2. 健康飲食
427.31　　　　　　　　　　　　　　113007725

https://www.azothbooks.com/
漫遊，一種新的路上觀察學

漫遊者文化 AzothBooks

https://ontheroad.today/about
大人的素養課，通往自由學習之路

遍路文化・線上課程

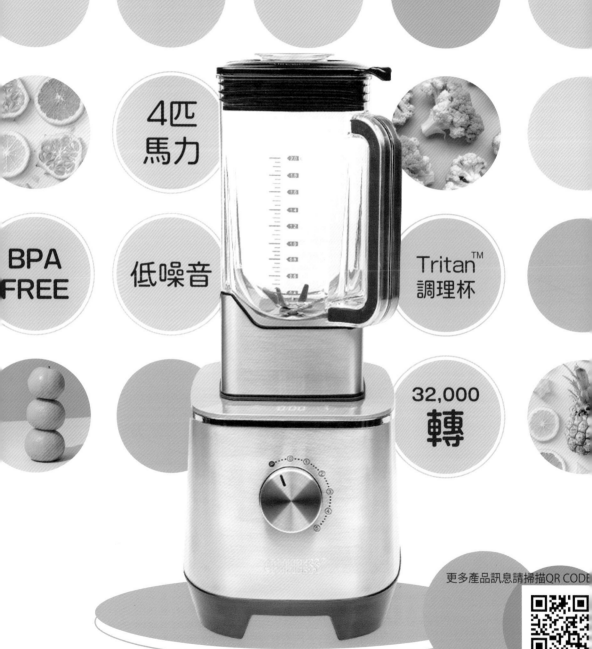

荷蘭公主高效能調理機
探索美味的各種可能

有效擊破細胞壁　釋放完整營養

4匹
馬力

BPA
FREE

低噪音

Tritan™
調理杯

32,000
轉

更多產品訊息請掃描QR CODE

產品購買及詳細優惠資訊請洽丞洋企業股份有限公司及各銷售據點　網址:www.shouyo.com.tw　服務專線:02-89782328